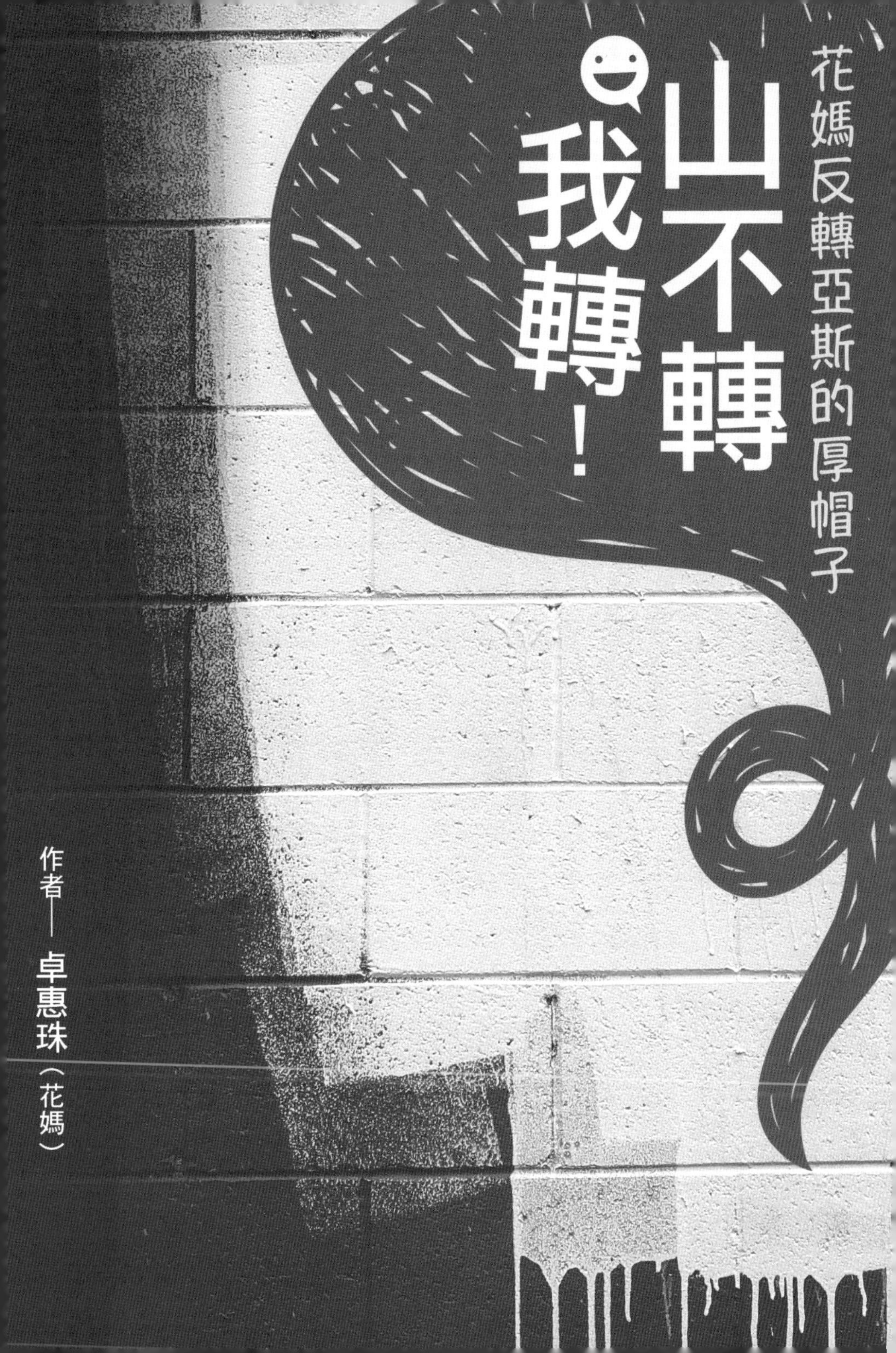

山不轉我轉！

花媽反轉亞斯的厚帽子

作者——卓惠珠（花媽）

在確診為亞斯伯格之後

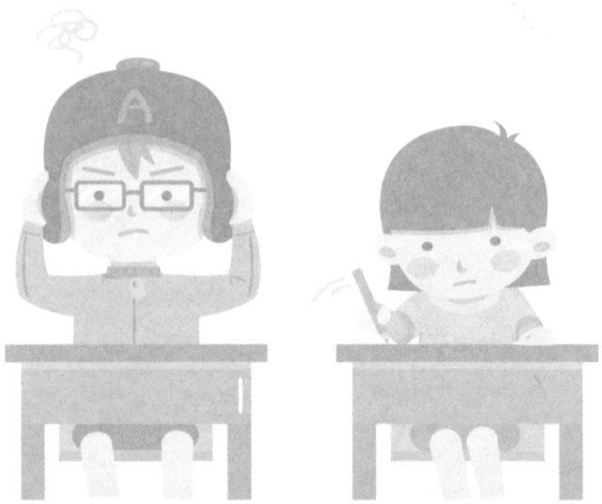

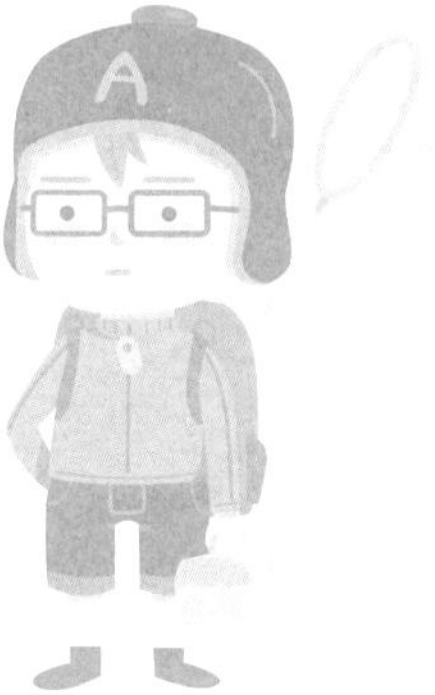

目錄
CONTENTS

其實，我們都還在學習……

成長的步伐

附錄

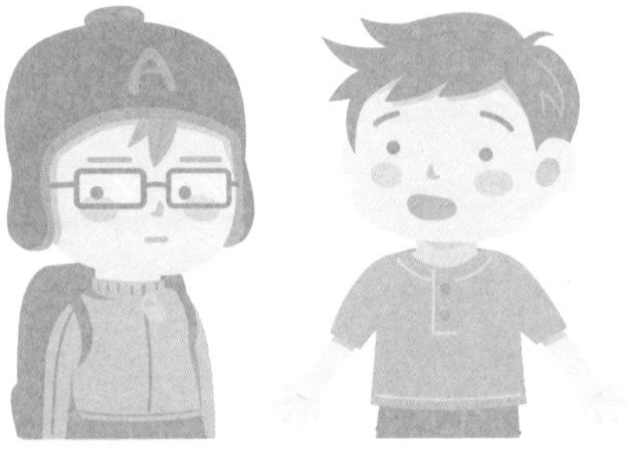

亞斯的厚帽子（節錄）

Info2Act 授權提供

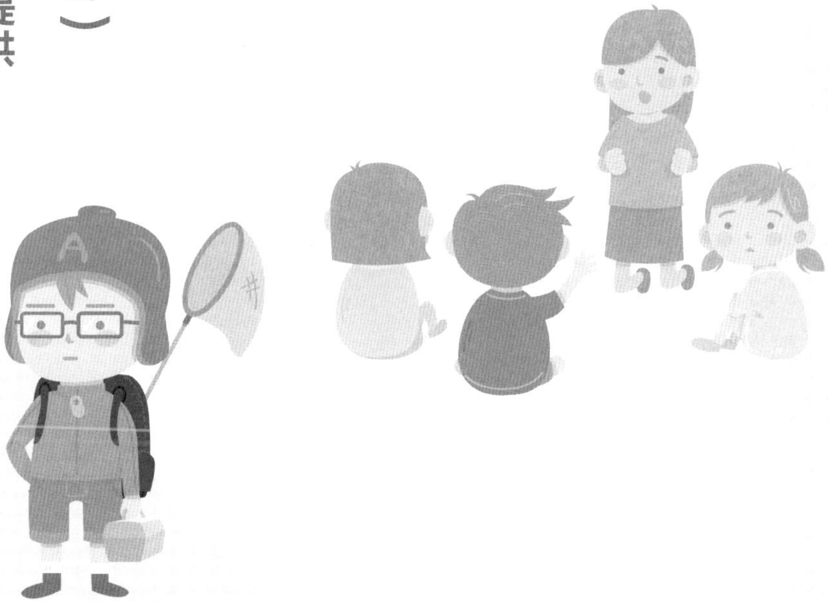

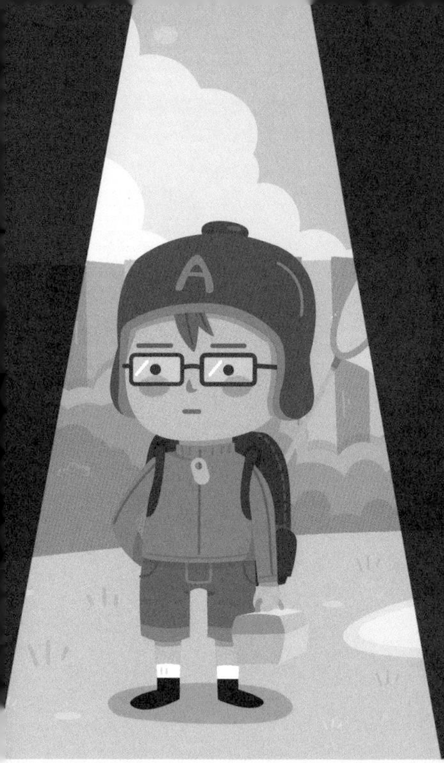

他是小斯，目前7歲

他喜歡藍綠色
但只喜歡(#1A97AD)

他對昆蟲非常狂熱
特別喜歡鹿角鍬形蟲
Rhaetulus crenatus crenatus

不太擅長社交
很不喜歡別人摸他帽子

小斯，只喜歡特定某個色調的藍綠色。其他類似的顏色對他來說都不算藍綠色。

他對昆蟲有狂熱的喜好，可以背出超過五十種不同昆蟲的學名，最喜歡的昆蟲是鹿角鍬形蟲。

他不太擅長社交，一開始，別人跟他說說笑笑時，他都會迴避別人的眼睛，只能自己不斷說著自己感興趣的事。別人不小心碰到他帽子時，更是會勃然大怒。

他是個具有亞斯伯格特質的小孩。

若我們不了解他，或許就會排擠他，讓他跟其他人的距離越來越遠。

或許你會發現——這樣的人，比你想像中還要多。

亞斯是一種自閉症嗎？

自閉類群疾患

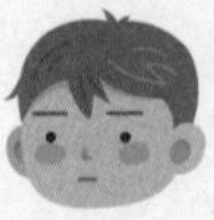

亞斯伯格特質

較難社會化，不擅非語言溝通。
但狀況不嚴重，可以正常生活。

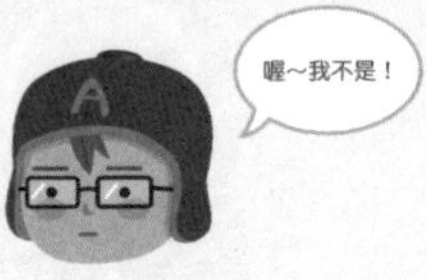

亞斯伯格症

非語言溝通（如眼神、肢體等）有明顯障礙，語言功能仍正常。

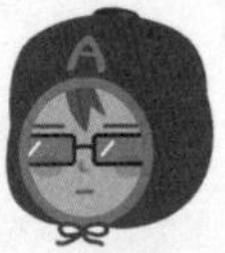

中重度自閉症

狀況更為嚴重，常伴隨語言發展遲緩及智力缺陷。

成因

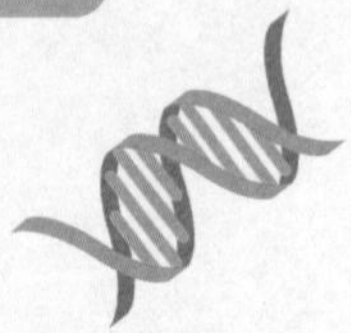

此症已確定與遺傳有關。但還沒找到明確的基因。

比例

≒1%

亞斯伯格症難以明確診斷，但估計約一百人中就有一個。

男女比

原因不明，但根據統計，亞斯男的人數是亞斯女的二到五倍。

長期以來亞斯伯格特質、亞斯伯格症、自閉症（往往又因智能發展的程度再區分為高功能與中重度），因為它們的症狀共通性，常造成診斷區分上的模糊重疊。在現今的診斷標準中，已經不再做特別區分而通稱為自閉類群疾患。

亞斯伯格特質在每個人身上或多或少存在，是否達到症狀或疾病的程度，則要視這些特質對生活各方面與社會功能的影響而定。

許多原因或病症可能影響自閉類群疾患的形成、或與亞斯伯格症狀共同存在，目前研究最明確的是多個基因共同影響所致。

在同樣有亞斯伯格特質的人身上，男生表現通常比女生顯著，也因此較容易被發現，進而被轉介醫療單位。根據不同調查樣本算出的結果，一般人中亞斯男生大約是女生的兩倍，但是求醫的亞斯男生高達女生的五倍。

亞斯的四大特徵

小斯：「對耶！我就是這個樣子！」

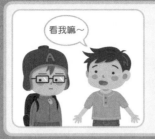

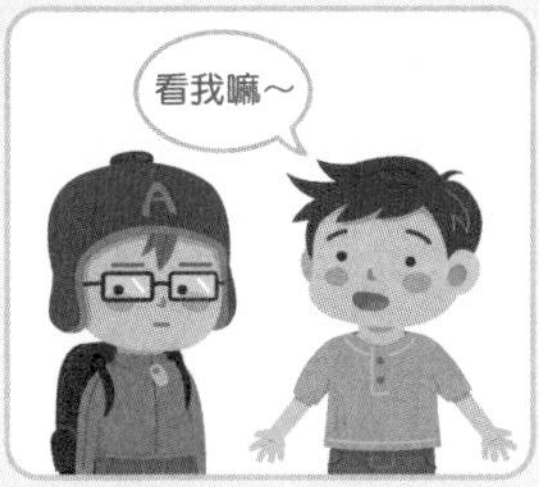

社交困難

與他人社交時會有困擾，如不習慣眼神接觸、聽不懂反話、看不懂肢體語言等。

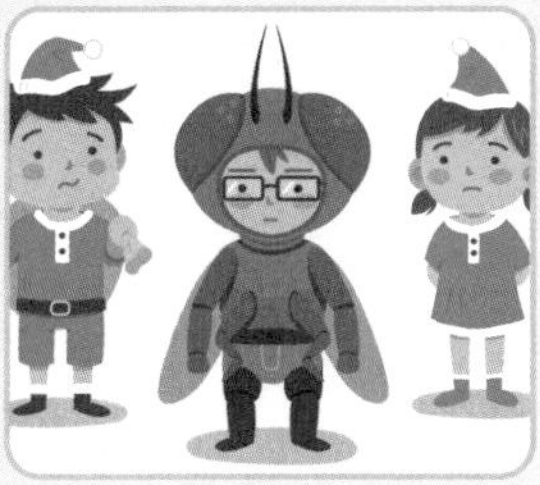

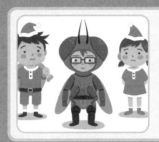

興趣偏狹

因只熱愛特定的事物，所以會有近乎偏執的行為，例如喜歡昆蟲到在聖誕晚會扮演昆蟲。

亞斯特質有以下幾種：

第一，社交困難。他們難以處理跟情緒有關的互動，比如一來一往的交談，或是主動開啟、回應社交互動，也缺少興趣、情緒或情感的分享等。他們難以理解非語言的社交溝通，缺乏眼神接觸、臉部表情，也不懂解讀肢體語言與手勢等。

因此，他們不太會調整自己的行為來符合不同社會情境，所以也不容易與人發展長期的社交關係。

第二，興趣偏執。他們對於某些興趣呈現不尋常程度的固著與侷限，意即「非常地喜歡而且只喜歡某樣事物」。比如說對昆蟲、火車等事情非常狂熱。

他們對於極小變化都顯得不能忍受，他們的思考模式以及行為，無法在不同情境之間有彈性地轉換，比如每天都固定行進路線、只吃特定食物等。

亞斯的四大特徵

小斯：「對耶！我就是這個樣子！」

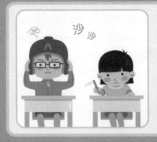

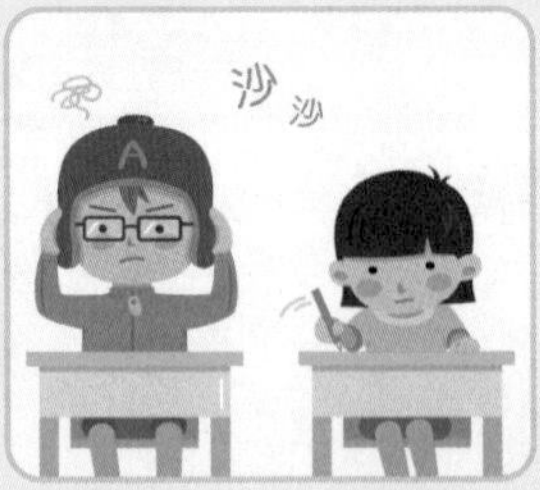

感覺敏感

感官很敏感，容易被環境干擾。至於敏感的是視覺、聽覺或是觸覺則不一定。

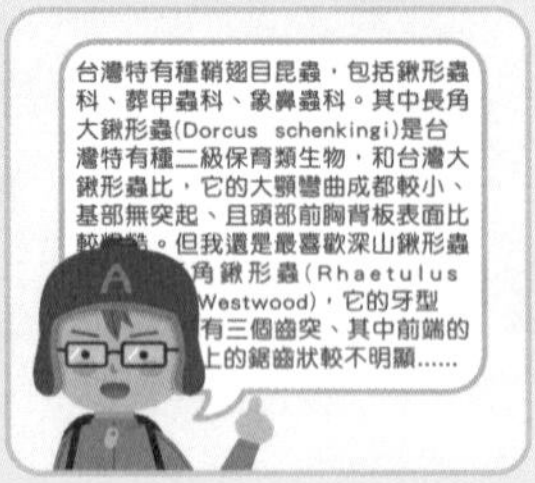
台灣特有種鞘翅目昆蟲，包括鍬形蟲科、葬甲蟲科、象鼻蟲科。其中長角大鍬形蟲(Dorcus schenkingi)是台灣特有種二級保育類生物，和台灣大鍬形蟲比，它的大顎彎曲成都較小、基部無突起、且頭部前胸背板表面比較
。但我還是最喜歡深山鍬形蟲
角鍬形蟲(Rhaetulus
Westwood)，它的牙型
有三個齒突、其中前端的
上的鋸齒狀較不明顯……

用語特別

講話會特別咬文嚼字，喜歡使用自己才懂的黑話，旁人容易誤解。

第三，感覺敏感。他們的某些感官會過度的敏感。比如對細微噪音感到吵雜、對某些布料材質不能忍受，也可能是反應遲鈍，像是對溫度疼痛沒有感覺。

第四，用語特別。他們可能在小時候很快就會講話，但是，會有一些特別的語法：比如說常會講自己發明的一些外星人語句、或是講話方式可能跟大人一模一樣等。

長大一點後，講話內容常侷限於自己的興趣，一副學究式的口吻，有時候會讓人覺得好像很愛賣弄學問。

除了用字遣詞，他們在語調上也常有特異之處，有些會有很誇張的抑揚頓挫，或滿口捲舌音的京片子等。

這四項，是最明顯，也最常用來判斷是否具有亞斯伯格特質的特徵。

亞斯的成長過程

小斯：「所以……我以後可能會遇到這樣的事嗎？」

兒童

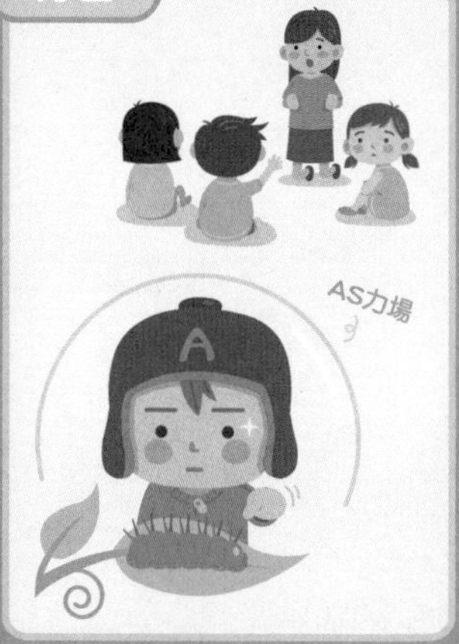
AS力場

幼稚園到小學時，常常沉浸在自己的世界裡面，做自己的事情，不太理會老師或同學。

少年

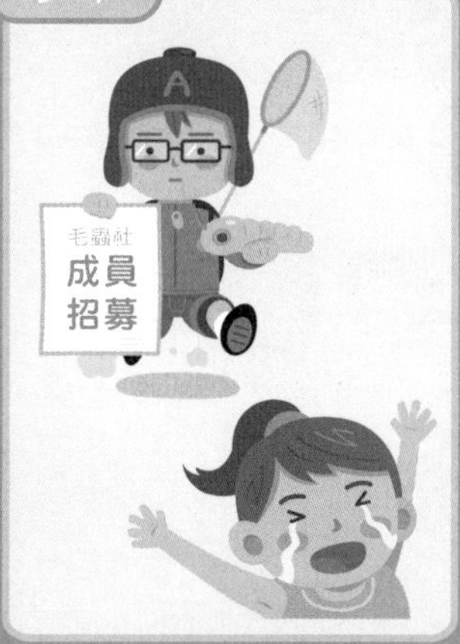
毛蟲社
成員
招募

小學到高中時，可能因行為特別被同學孤立。常沉迷於自己的興趣，並成立特別的社團。

成年

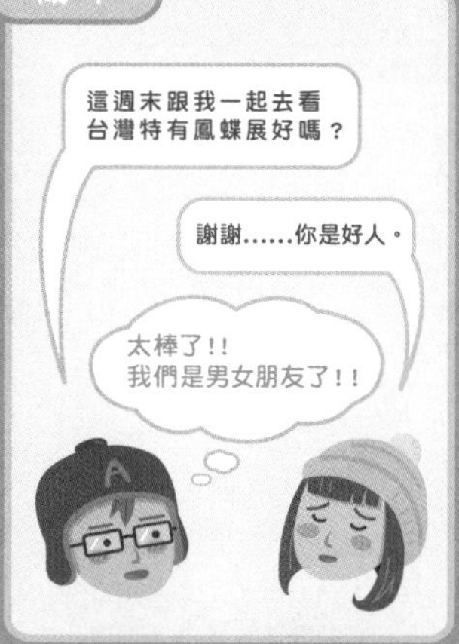
這週末跟我一起去看台灣特有鳳蝶展好嗎？
謝謝……你是好人。
太棒了!!
我們是男女朋友了!!

大學和異性相處時，不懂對方話中有話，因此三不五時就會表錯情。

成長過程中，不同階段會面臨不同課題，而亞斯特質可能會讓這些課題變得更具挑戰。

幼稚園時期，亞斯小孩容易常處在自己的世界中，或因為固執與堅持同一性，難接受生活常規。

小學國中階段，同儕相處與團體生活重要性開始增加，孩子可能會因為表現白目或只做自己的事情而容易被欺負或排擠。也會因為小事情鑽牛角尖就陷入死胡同，往往有賴家人與老師適時地介入開導。

大學成年後，大亞斯們得開始自己獨立適應社會。是否具備人際互動的敏感度與熟練性，會持續地顯著影響在戀愛和職場溝通等各方面的運作。

這些特質若能在年紀越小的時候越早辨認出來，這些孩子們就有越多機會練習與環境磨合，更輕鬆面對挑戰。

亞斯常被這樣誤會

Q 亞斯伯格需要吃藥控制？

正解

不用吃藥

亞斯是一種特質，會跟著人一輩子，不需要吃藥或手術。但可以找醫生協助。

Q 亞斯伯格都是天才？

正解

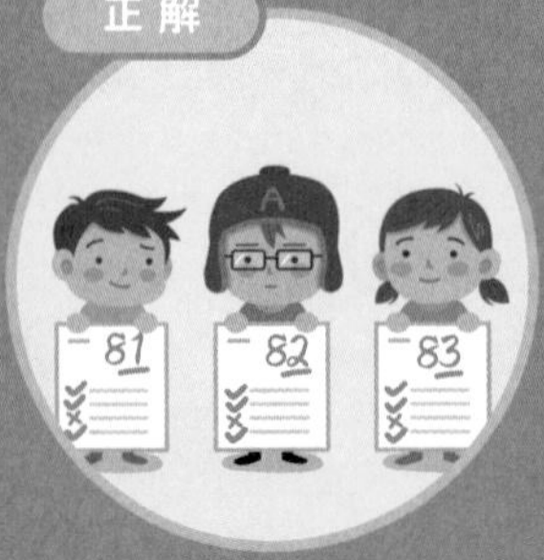

智商一般

亞斯的平均智商沒有高於一般人，但因對特定事物的專注度較常人高，所以易有此誤解。

Q 亞斯沒有同理心，會犯罪？

正解

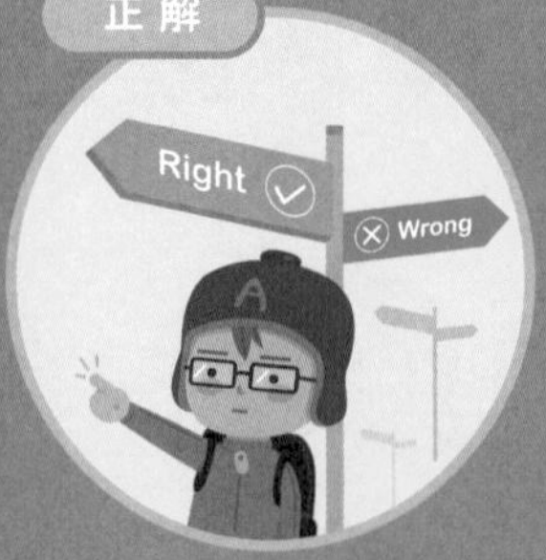

能辨是非

亞斯只是較難與他人溝通，並不是缺乏情感，也可以分辨是非，其犯罪率與普通人相同。

目前並沒有任何治療方式可以根治亞斯伯格，此特質是會伴隨一生的。早期的發現與各種治療介入，用意在協助亞斯伯格者與他周遭的親友、環境有更融洽的互動發展。如同美國有名的自閉畜產學家天寶・葛蘭汀的母親所說的：「天寶並沒有被治癒，她只是長成為一個豐富完整的人。」

亞斯小孩智商並不一定特別高，但他們的侷限興趣與不易被同儕影響的遲鈍社交能力，有時會協助他們專注發展個人興趣，於是能夠在某些領域發揮出超乎常人的努力，進而達成一般人不容易達到的成就，但不是「擁有亞斯特質就讓你變天才」這麼神奇。

亞斯對非語言溝通理解的笨拙，常會讓人覺得他不容易同理別人、甚至冷酷無情，但那不代表他無法理解；即使缺乏同理心，也不代表他們會犯罪。只要清楚的解釋與教導，亞斯的孩子們仍有認清是非對錯、做出正確判斷的能力，由於他們對於人際壓力較不敏感，有時反而更能堅持道德上對的事情。

推薦序　不可或缺的溝通橋樑

陳劭芊（台大醫院竹東分院兒童精神科）

從念醫學院時期，我就開始對精神科感到興趣。但對於自閉症的認識既淺也不特別覺得有興趣，僅停留在達斯汀・霍夫曼的「雨人」，與更早的「摯愛」這兩部電影；認為自閉症就是沒辦法良好口語溝通，卻在某些部分有著超凡天分的人。更始料未及這群人將會是自己工作陪伴的主要族群。

在精神科住院醫師訓練時期，開始接觸兒童青少年，當我對著《精神疾病診斷與統計手冊》制式的亞斯伯格症與自閉症診斷標準時，才發現僅用這些行為觀察來描述個案是多麼地狹隘與不適用，更別提在這樣簡約的診斷框架下，過度忽略每個人獨特的內心世界與想法。有幸在邊工作邊學習過程中，慢慢學會戴上自閉光譜眼鏡，才突然能理解一些人成長中遭遇的困難，以及始終不被理解，卻又無法言喻的挫折。每每在診間聽了一個又一個孩子與家庭的故事，與他們一同面對環境中大大小小挑戰，不免深思在我們看不到或無法觸及的角落，又有哪些人或許正不知所措的孤軍奮戰，而身為心理健康的專業工作者，我們又能多做些什麼？

身處在這個資訊流通的網路世代，打開手機電腦輸入關鍵字，各種資訊如洪水氾濫地湧入，我們都很輕易可以接收到許多資訊，只是這些到底是合適的資訊，還是會讓人腦過載的垃圾？

一路追蹤花媽的「幫助高功能自閉與亞斯伯格」臉書社團時，讓我除了從醫師角度出發外，更能看到當事人或是家長老師的不同角度與心聲，有些甚至是不會對著醫師說出來的心裡話（寫到這，突然覺得自己好像偷窺狂，不過我會說這是精神科醫師與生俱來的好奇心）。而花媽積極主動地探討各種跟自閉症相關議題、驚人的行動力與資訊整理能力、極具彈性又完善地整合各方意見的優點，是始終讓我感到欽佩，更覺得花媽與她的平台是處在眾多資訊紛擾的精神心理領域中不可或缺的溝通橋樑。

也因為想促進這些正確資訊的傳遞溝通，所以我在二〇一四年和一群朋友開始進行「亞斯伯格的厚帽子」計畫。當時我問了直到大學才被診斷亞斯伯格的朋友，這個診斷對於他來說到底有什麼意義，他說：「對於我跟家人來說，了解這個診斷才知道為什麼我在某些情況就會卡住，一些別人覺得莫名其妙的點卻會讓我情緒爆炸，這是我們一直很困擾的。」而我想這也點出我們進行這個計畫的核心價值，如果我們能讓更多人了解亞斯伯格（當然在規劃過程時和不同專家意見討論，也為了是否還要使用亞斯伯格這個字眼而爭論，相關討論大家可以看本書的「亞斯伯格特質篇」），對於不管是有這個特質或診斷的人、他身旁的人、甚至大眾，都能因理解而多一份相互尊重與包容，讓社會因為這樣的異質而更多元精彩，而非誤解與紛爭。

《亞斯的厚帽子》挑起了大眾對這個主題的興趣，卻也激發了更多疑問，也間接催生了這本書。在《山不轉，我轉！》這本書中，花媽說她想傳達的主題是「寬鬆」，不禁讓我聯想到以前精神科老師很喜歡說心寬體胖是有道理的，人就是要胖了心情才會好。不過如果讓我個人衍繹的話，我想這個胖或寬代表的是一種彈性的空間概念，有點像俗話說的「山不轉路轉，路不轉人轉」，面對亞斯伯格或自閉的特質與表現，不管是個案家人或治療者在磨練的不就是堅持的彈性需要調整嗎？而也需要這樣的彈性營造與培養，才能帶給我們獨特卻必須的立足之地，所謂安身立命也。而我最喜歡花媽所展現的始終堅持的彈性，就是隨著程式設計師兒子的成長，她關注亞斯伯格

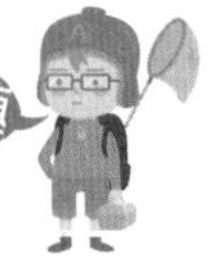

自閉症議題，從醫院、高中大學，一路伸進就業所相關的各種問題。

如果你是心理衛生工作人員，或是陪伴孩子長大的專業人士，這本書讓我們不只在自己的專業象牙塔工作，而是可以全方位的了解與進入有這樣特質個案的系統環境。

如果你家有亞斯伯格特質的親友，這本書會是很好的工具書。書上提供了一些即時的連結資訊，更有用的是在同為陪伴過來人的經驗中，如何讓自己穩定心安下來，方能更加踏實地協助需要的親友。

如果，你就有亞斯伯格特質，更要看這本書！看看現在所創造的「亞斯伯格」、「自閉症」這樣的標籤到底精不精準又合不合用，也一起學習如何以類別了解他人（或被他人了解）卻仍維持獨特自我。

而對我來說，這本書是很好的睡前讀物，每天隨手翻閱其中一篇，如同生活瑣事的故事與場景或許讓我會心一笑，但也時刻提醒我進入這個行業的初衷，那就是保持對人性的好奇與尊重。

推薦序　碰到雨天的時候

提恩如（《微光旅程——教養自閉症女孩》譯者）

有些朋友，是在你想要見到他時，只要專心回想，就能凝聚起空氣中的粉塵光點，讓他靜靜出現在身旁的人。因此不見也不會想念，若有機會見面，坐下來立刻可以大吃朋友買的早餐，還厚顏告訴他你的豬排三明治一定要加蛋，你要的是奶茶而不是咖啡。然後邊談生活邊扯八卦，完全不違和，完全聽得懂。吃畢早餐聊完天，朋友說他留了一張你喜歡的男明星海報給快五十歲的你，讓你彷彿有回到少女時代的錯覺。

我因為確診自閉症女兒的緣故，這些年認識的新朋友幾乎都是特殊兒家長，其中有留下來的，數載寒暑後成為不離不棄的摯友，奇異的是都是一些志趣大不相同，但心靈能夠相通，人生經驗與體會甚為契合的朋友。這些人平日各奔東西，但相聚便可長談，而你知道他不會評判你，不會恥笑你，你如今遭受的困難他可能已渡過，可能未經歷，但他捧著一顆暖烘烘的心陪伴

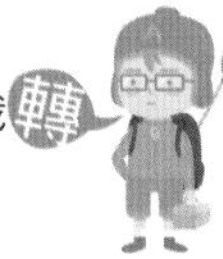

你。你生活中的喜悅，他毫不保留的為你慶賀，全不妒嫉，因為他了解人生已經太苦，我們必要為了甜美的瞬間而喜樂，以免失去面對挫折時的達觀與勇氣，這些新朋友中，有花媽卓惠珠。

惠珠於我，好像同學。

一個讓人放心的同學。

非常用功，幾乎有些傻氣的謙虛和氣，白紙一樣的誠懇，以致於當意見不合或不慎吵起來時，若能心口如一的溝通或致歉，她立刻就放下整件事不再計較。讀很多書，看許多電影，結識許多大朋友小朋友，並努力把大家連在一起，為可能相關的人們建立平台。其中最重要的，我想是她因親情而緣起的，對特殊兒一往情深的關懷與支持。

如此有了網路社群，有了課程活動，有了演講宣導，有了她一本初衷，實實在在寫下來的動人的書。

很高興惠珠有新書出版，因為她的細心與好記性，我讀到許多老師與家長們寶貴的看法，也在「亞斯的厚帽子」這一部分，對自閉症有了更系統化的認識。我不太喜歡「我們每個人身上多多少少都有些自閉特質」這句話，因為我認為那是一句普通人太輕易說出口的話，一句自以為合理的話，一句把「明顯的不同」簡化成「我們某種程度都相同」的話。

若要更深一層解釋，這句話對我的困擾在這裡：當社會大眾不斷這麼認為的時候，我們很有可能把「因了解到其不同而做出某些改變」的契機，誤認為「因為我也有特質所以我了解」的同理，而成為「你真的可以努力讓你自己越來越融入我這邊」……這一連串把「善意」化為「要求」的壓迫過程。

這個過不去的心情，在這本書後半部，惠珠娓娓道來的故事裡得到了舒解。因為在面對孩子時，所有她採取的處理態度與應變方法，都不著眼於要求，而志在鬆脫，意外的讓她的困難（或孩子的困難），成為躲在烏雲後的陽光，一旦雨停，便讓希望的草木得以生長。這些彷彿日子中充滿晴天娃娃的經驗，呼應著她在書中敘述的非常花媽味道的人生態度：「我深深覺得如果你想要快樂，你就會得到快樂，因為你的思考真的會影響你所祈求的結果。」一種夢幻般的樂觀，但也是讓特殊兒父母在不太好過的日子裡，面對讓人實在煩惱的小孩時，還能夠笑看自己的窘境，打起精神再往前的態度。

因此這當然，無疑的，是一本實用的工具書。

但它也是，在那一定會降臨的黑夜裡，讓你「居然能」哼著一些溫柔的歌，並獲得等待曙光時的耐心與平靜的一本書。

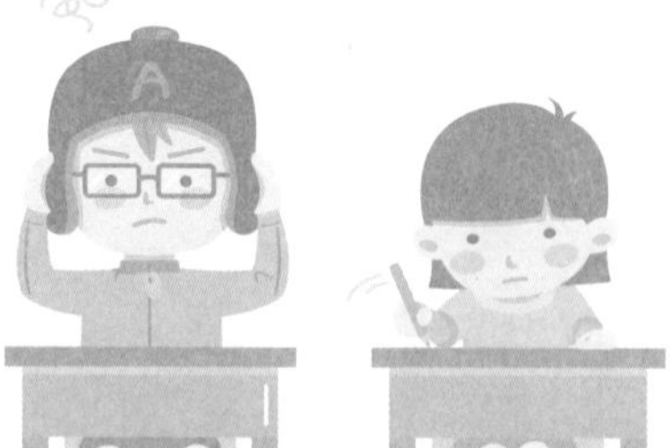

前言　戴上亞斯的厚帽子之後……

由Flying V募資而印刷出版的小冊子《亞斯的厚帽子》意外暴紅，索取贈送的人數眾多，這使我開始思考一個問題：如果有這麼多人都想要知道自己或是旁人是否有亞斯的特質，是否意味著這件事已經受到大眾的關注。

但身為長期在亞斯領域耕耘的家長，我不禁感到懷疑，大家想要知道是否有亞斯特質是為什麼？如果知道自己不是那倒也簡單，可能只需調整行為。如果知道自己或家人是亞斯呢？然後呢？應該要採取什麼行動嗎？要看醫生嗎？要看哪一科？要跟別人說嗎？……這一連串的問題接踵而至，而，我認為「之後」才是重要的事情。

這兩年來，幾乎每週我都會接到「做完亞斯伯格量表後，懷疑自己是亞斯伯格」的訊息，問我要去哪裡找醫師診斷？我會告訴他們所有大型醫院都可以診斷，但十八歲以下的孩子要掛兒童心智科門診。接到這樣的詢問，我都會請他們思考一下，「確診」是想要得到什麼？

如果確診這件事讓求助者確定自己有亞斯伯格，卻因為得到這個診斷，確定自己有障礙就放棄改善，那這個名稱對當事人來說是個藉口，而無法獲得任何幫助，診斷就沒有實質的意義了。

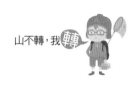

在我的個人經驗中，不管是哪種障礙，確診是為了求得「特教資源」和「醫療協助」，或者更了解自己的能力和侷限，並從中習得改善行為的方法，讓自己過得更好甚至能夠回饋善意給這個社會。當孩子被確診為某一種障礙類別時，如果有妨礙自己或他人進步的行為，就需要改進。

我真心覺得每一個人都是獨一無二的，世上很難找到完全一樣的兩個人，因為每個人都各有特點。每個人可能都有一點點強迫症、一點點神經質、過動之類的，有的人長相甜美，有的人長得比較平庸，這些所有的一點點加起來，就創造了人的差異。

如果我們被判定有某種障礙，這些診斷名稱，都只是我們氣質中的一點點成分而已，每個人都是完整的人，只是在一大堆特質當中有一部分自閉，或某種障礙而已，並非你這個人「就是個」自閉症。你這個人「就是個」妥瑞症。

也正因為每個人成長都有多元的因素，不管被診斷為哪一種疾病，都還是要注意到個人特質、家庭環境、教育環境、社會氛圍等等造成整體的影響。

這本書的誕生，就是為了分享我怎麼「寬鬆」自閉症主要構成因素，寬鬆固執單一或侷限的興趣，並且分享我曾參與數百小時人際互動課程的觀察結果，讓大家一起看看我們曾經做對了什麼？曾經有效幫助過這群有發展障礙的孩子的方法，希望這些經驗可以讓你有所獲得。

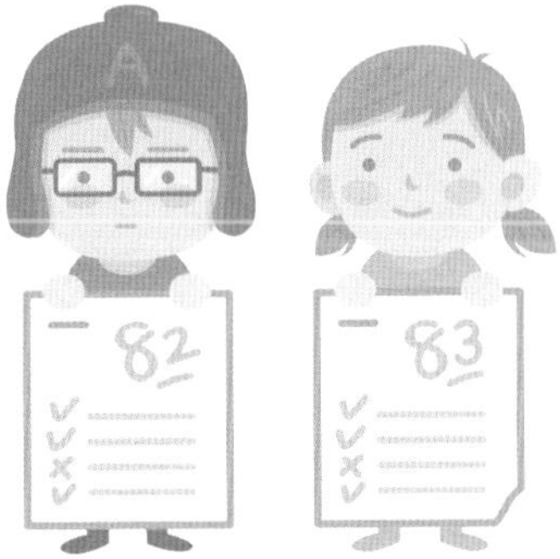

在確診為亞斯伯格之後

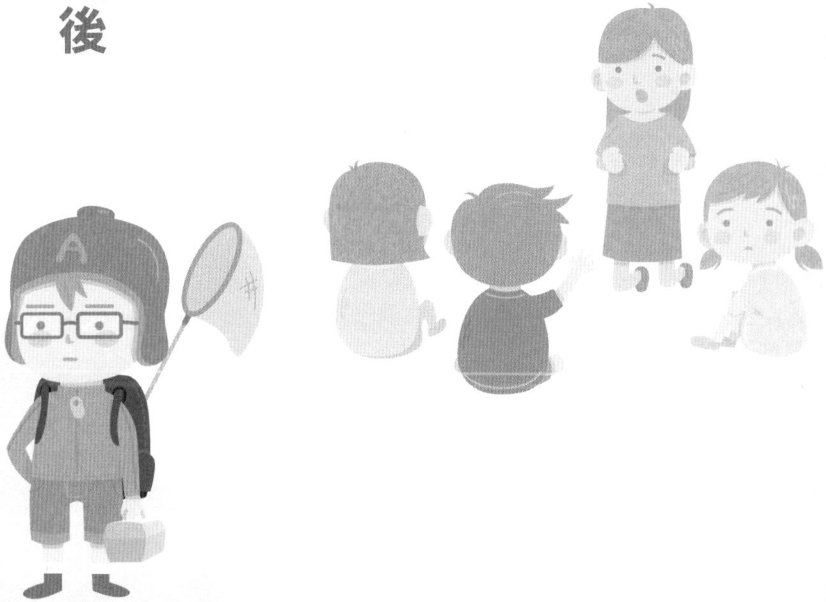

01 被確診為亞斯伯格之後……

我兒子十歲時（小學二年級）才開始到身心科看診，直到十三歲才確診。他出生於民國八十年，當時不論是大眾或是醫院都對這種病症所知甚少。而開啟這個契機的人是一位特教老師，她自己也有個自閉症孩子。當時，她要我帶著高功能自閉的評估資料，到大醫院就診才確診的。

兒子是板橋國小第一個確診病例。兒子確診之後，接連三名學生也在該年度被發現有自閉症。兒子確診的時候，我並沒有做好心理準備，甚至一度希望是我個人教養上的錯誤，而不是孩子真的出了問

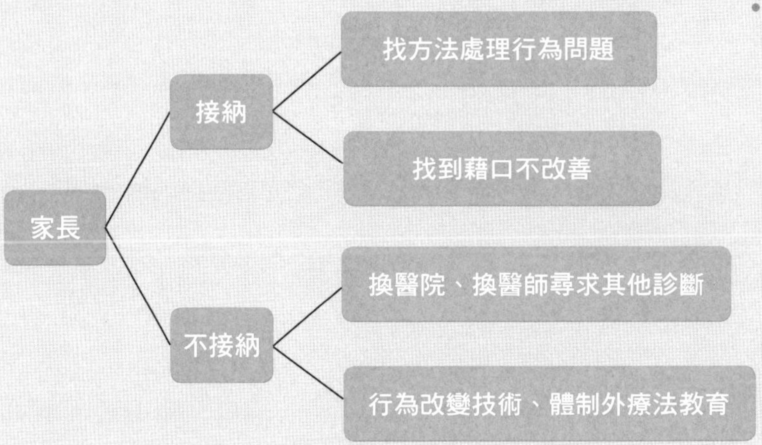

題，這樣孩子才有「變正常的可能」。所以一開始我採取隱瞞的態度，並且囑咐學校配合：「他很乖，不要讓別人知道他有身心障礙手冊。」

兒子則是到了國二才知道自己被確診為輕度自閉症。在他國一下學期的暑假，我出車禍摔斷腿，並且陷入人生低潮，恐慌症、創傷後壓力症候群、重度憂鬱都席捲而來，讓我不得不將他的特殊身分曝光，尋求社會支援與特教協助。

但直到兒子上大學時，我才直截了當的問他：「被確診為輕度自閉症亞斯伯格，有什麼感覺？」兒子很確定的跟我說：「沒有感覺！」這番對話，我在三年期間確認過三次都沒有改變，後來我也沒再問

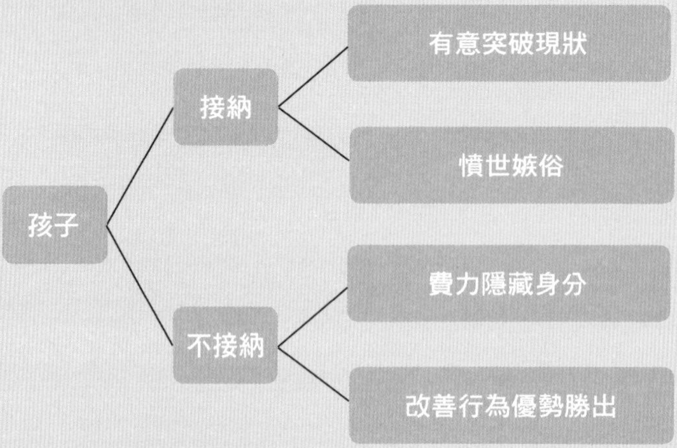

了。但這幾年間，我認識了非常多自閉症家族的夥伴，我這才了解「沒有感覺」其實是相當不錯的狀態。此話怎說呢？在我認識的數百個泛自閉家庭中，對於自閉症診斷的接納度，可分成家長與孩子的反應。

家長的反應

馬上接受孩子是ASD：

A. 家長很開心找到孩子一直「怪怪的」原因，不但接受這個名稱，並且積極尋求解決方法。

B. 有一部分的家長，會覺得這一切都是亞斯伯格造成的，認為這是疾病障礙，覺得孩子無法改善。

不承認診斷的家長：

A. 他們會選擇換醫院、換醫師，有時候因為觀察點不同，確實有可能改變為其他診斷。

B. 因為感受不同而覺得不是疾病只是特徵，而該診斷為臨界、疑似亞斯伯格診斷。所以採用行為改變技術、體制外的療法或教育。這一類不接納診斷的家長，困惑於不知道要不要告訴孩子可能有輕度自閉症的傾向，所以孩子常常不知道自己有什麼困難，妨礙了別人或苦惱了自己。

從孩子的角度

馬上接受自己是ASD的：

A. 孩子喜歡自己的特質，他們接納生命中既有的困難，有的願意突破，有的知道無法突破而尋求其他的取代方案。（我曾經遇過一個亞斯青年，他說很高興知道自己是出了什麼狀況。當確診為亞斯後他就原諒了爸爸，原諒了爸爸過去對他的誤解、批判和責備。）

B. 憤世嫉俗，認為亞斯伯格這個名稱害了自己。雖然接納自己是亞斯，卻把亞斯伯格當成原罪，認為生命中所有的不順遂都是因「亞斯伯格」造成，怨天怨地、自我放棄。

不接受診斷的：

A. 用很大的力氣隱藏自己的身分。我曾經去一所學校演講「亞斯伯格特質班級的經營和策略」，一踏進學校映入眼簾的是海報上面原有的「亞斯伯格」四個字被美工刀割掉的缺口，顯示出孩子的憤怒與憂心。

B. 用自己的優勢表現自己。這已有一些成功例子，但陪伴者與當事人必須有相當的能力，能讓孩子的優勢被看見。

這些不同的接納態度讓我感觸良多。其實，這世上的每一個人都是由多方特質所構成的，每個人都自有特色，每個人也各有缺憾，輕度自閉症亞斯伯格只是確診者多方特質中的一小部分，可以是阻礙也可以是優勢。

備註

下頁附圖為自閉症鑑定流程圖，從疑似亞斯伯格到醫療上的確診以及特殊教育的鑑定安置。（取自張正芬教授網路資料）

http://www.ntnu.edu.tw/spe/identify2014/file/12.pdf

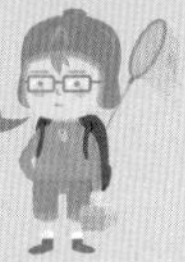

自閉症鑑定流程圖

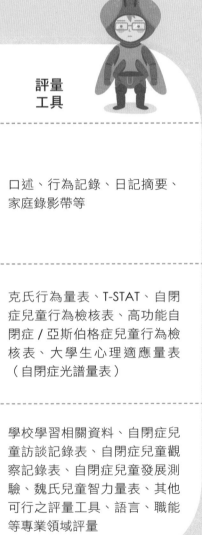

	參與人員	評量方式	評量工具
發現階段	父母、主要照顧者、醫生、公共衛生醫護人員、老師等	觀察、訪談	口述、行為記錄、日記摘要、家庭錄影帶等
篩選階段	父母、教師、醫師、學校鑑定小組	觀察、晤談、篩選量表、醫學檢查	克氏行為量表、T-STAT、自閉症兒童行為檢核表、高功能自閉症／亞斯伯格症兒童行為檢核表、大學生心理適應量表（自閉症光譜量表）
鑑定階段	心評小組教師、相關專業團隊（職能治療師、精神科醫師等）	晤談、觀察、測驗	學校學習相關資料、自閉症兒童訪談記錄表、自閉症兒童觀察記錄表、自閉症兒童發展測驗、魏氏兒童智力量表、其他可行之評量工具、語言、職能等專業領域評量

02 需要去接受診斷或治療嗎？

這個問題是我常被問的排行榜第一名。當我們開始關注誰誰誰是不是亞斯？是不是自閉？就是已經觀察到孩子好像有一些行為接近輕度自閉亞斯伯格的特徵。（比方說覺得孩子很固執，只對交通工具有興趣，眼神不對焦總是眼睛不看人，很孤僻不跟別人玩，或是看不懂別人的眼色，很白目很愛糾錯之類的。）

構成亞斯伯格的兩大診斷，一是單一或侷限的興趣與固執，另一個是人際社會互動不佳。處理的方式都是寬鬆他的固執、增加他的可能性，並且幫助他與外界互動。輕度自閉亞斯只是一個隱性障礙，並不是絕症。接納和面對障礙，變成良好的專注堅定特質，就有機會可以改善行為，甚至成為某領域的專家。所以我真的很期盼家長在孩子確診後，不要花太多的力氣去怕被定標籤、怕不被理解包容、怕旁人的不友善歧視，以至於和所處的環境過度對立違抗。而是要回到原始的初衷，那就是不管最後醫生給出怎樣的診斷，

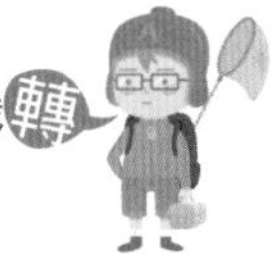

從母親的角度看來，孩子的問題行為都已經顯著到必須得到解決，這才是我們要面對的核心。

求診前應該注意什麼

兒子小學二年級開始看身心科，做心理諮商時，我並沒有意會到要跟孩子說明，他為何需要接受治療？治療究竟有什麼效果？以至於他一開始非常抗拒治療。直到前幾年無意間讀到五南圖書《孩子的第一本遊戲治療書》，我才知道在求診時應該先讓孩子知道他為何要接受諮商。可惜那時還沒有這本書，現在我常向家長推薦這本書，因為它可以減少親子雙方在求診初期可能出現的擔心情緒。這本繪本小書說明醫師、治療師的功能是幫助孩子達到什麼目的，孩子也不必擔心小祕密會被揭露，了解在治療中會遇到的人事時地物，讓孩子有個底，可以安心許多。

當懷疑或確定孩子是ASD或ADHD時，多半家長都有許多疑惑：要不要去診斷？治療到底在做什麼？我如何開口向孩子說明他為何要去看身心科？

身心科究竟如何發揮效果？這本書就是為這些家長及將要接受治療的孩子所寫，希望可以減少他們在治療初期可能出現的擔心情緒。

書中最後一頁的幾個提醒我覺得很精闢，可以做為你要不要帶孩子去確診或做治療的參考：孩子需要治療嗎？假如你的孩子似乎需要協助，應該採取的第一個步驟是去諮詢精神衛生專業人員，這個初步資訊的目的是確定孩子的個人困難是不是需要治療性的介入。在諮詢過程中所要考慮的因素包括：

- 問題持續了多久？
- 用過什麼方法來協助孩子克服問題？
- 孩子是不是剛開始有改善，但後來又故態復萌，還是方法根本都無效？
- 問題對孩子隱藏功能造成多大的干擾？也就是說問題有多麼嚴重？
- 問題有干擾到家庭生活嗎？
- 問題有干擾到學業表現嗎？
- 問題有干擾到正常成熟嗎？

- 問題對孩子的發展階段而言是不尋常的嗎？
- 只有一個問題嗎？你孩子的問題只是眾多問題其中之一，還有其他不是立即可以看到的問題嗎？

確診後的孩子

與亞斯伯格相處多年的我也養成了一個習慣，當我面對亞斯伯格的青年，常常會問他們：「當你被確診為亞斯伯格之後，你有什麼感覺？」答案五花八門。有的很生氣、有的很開心的接受、並且知道自己出了什麼問題；還有一種是覺得我還是我，所以依然故我。然而，我所得到的答案中有一個令我很震撼，也是我想要告訴各位家長的……

這個孩子說：「身為亞斯伯格已經有很多困難，但是我希望父母不要是我的第一個困難。」

因此，就讓這本書幫助我們更了解亞斯伯格——我們的孩子。

03 亞斯伯格到底是一種「特質」還是「疾病」？

我常常聽到有人說亞斯伯格只是人的「特質」而已，沒什麼大不了，長大就會好了！真的是這樣嗎？老實說對於這樣的論調我感到憂心忡忡……

亞斯伯格是需要被調整的

泛自閉光環中，即便醫師在判定「是不是亞斯？」、「是不是輕度自閉？」都需要很多時間，甚至好幾年，並不像感冒一樣可以立即宣判，且即便是感冒，也有輕重之分。極輕度的感冒可以不看診，若是體質強健者還可能自行痊癒，或者經由醫藥處理後就會立即好轉；但假如體質弱、又不多加照顧還是有可能再感染，甚至有人會因為沒照料好而變成嚴重的氣管炎、肺炎，甚至再加上其他併發症。「自閉症」也是如此，也有程度不同的區別，很多重度與極重度的自閉症患者一生都被自閉症困住，無法獨立生活，需要

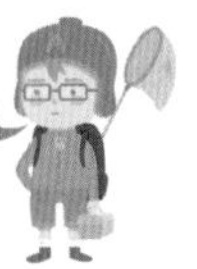

特殊機構特別的照料。

自閉症傾向與人格特質的區別

我覺得「一般人」、「怪怪的人」、「內向的人」、「孤僻的人」，都是個人特質，每個人也都有些「症頭」，但是如果不會造成自己或別人在生活上的嚴重困擾，不會妨礙自己成長學習或妨礙他人成長學習。在這些前提之下，只要視情況看自己要不要調整，或者是要不要聽從他人的建議調整即可。但是一旦經由醫師診斷確診，或疑似為「高功能自閉」或「亞斯伯格」者就要注意。這樣的診斷基本上已經有幾件事是確實發生的，也就是「嚴重的固執」、「人際互動發展困難」與「單一或侷限的興趣」。

如果已經有「高功能自閉」或「亞斯伯格」診斷，經過修正與改變行為思考模式就比較有機會成為有「特質」的人，例如「怪怪的人」、「內向的人」、「孤僻的人」等等，甚至成為賈伯斯這類的奇人。但如果沒有修正能力，行為能力變差，可能還會有其他如「焦慮」、「憂鬱」、「強迫症」等情況，這樣就會讓行為能力變得更弱，生活能力更低下。

最近也有很多人跟我說「亞斯伯格」名稱取消了，要我們不要再「利用亞斯伯格」名稱。確診ASD泛自閉光譜的家屬幾乎都知道這件事，但「亞斯伯格」名稱取消，並不代表亞斯人全數消失不見了，而是納入自閉症光譜中最輕微的一環。

我跟一些朋友都還是繼續使用「亞斯伯格」這個名稱，並不是不知道名稱取消了。繼續使用這個名稱是因為亞斯伯格雖然屬於高功能自閉的一環，但這個名稱會讓我們脫離固有

泛自閉障礙／自閉症光譜

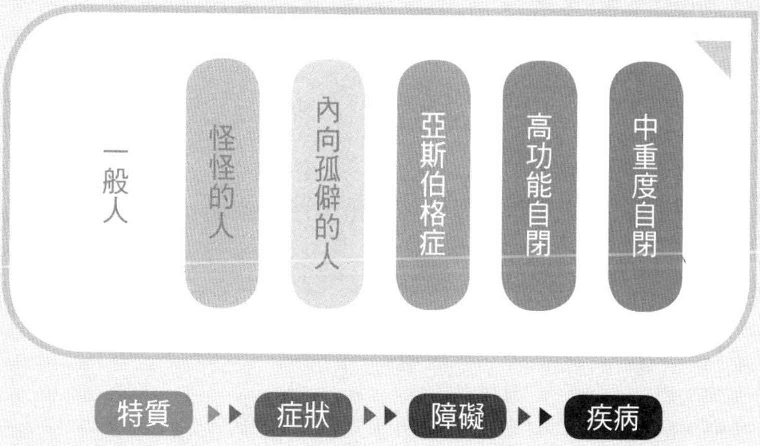

「哦！自閉症就等於『雨人』，我早就知道了。」而不去重新了解，「高功能自閉」跟「雨人」的不同，更不可能因為突然聽到「亞斯伯格」這個不熟悉的名稱，而重新去了解自閉症。

就像是網友Ray Yen所說：「家長一方面可以用欣賞、支持的角度看待孩子的優勢特質，但是面對孩子的生活能力、情緒行為等問題，我們還是得積極想盡各種辦法和運用各種如特殊教育、醫療、社會等資源來協助孩子去面對這些課題，讓孩子未來的適應發展會更加完整。」

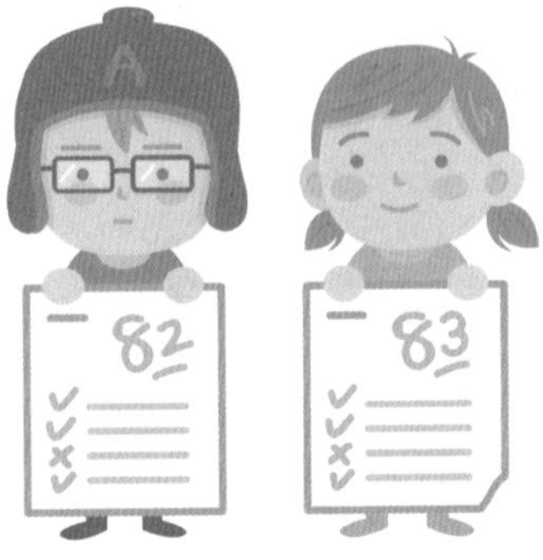

04 自閉症會不會痊癒？什麼叫做痊癒？

常有人問我：「自閉症會不會痊癒？」對於我這樣的家長而非專業人士來說，當然是一個很難回答，甚至是不該回答的問題。

我曾經因為回答「不會」兩個字引起家長嚎啕大哭，之後我向朋友請教有沒有比「不會」更適合的說法。前輩們指示，對於新進家長最好的回答是說「會越來越好」。事實上只要努力方向正確，的確會越來越好。所以我學會給予家長希望，而我所看到的現象，多數都是會越來越好的。

但某一天我真的踢到鐵板了，看起來不夠明確的「會越來越好」讓某位家長反覆地要求我給出正解，「不會」跟「會」只能二選一，不接受灰色地帶。他說如果會好我才教，不會好我幹嘛教？當下的我真是氣到不行，心底暗念著「怎麼有這樣的家長？」、「你一定也有自閉症。」但這樣的衝突只是兩敗俱傷，我要當一個幫助自閉症家庭的助人者，碎念對方有自閉症於事無補。所以我調整自己的心態，轉念間我感覺到「輕度自閉，是花媽一生的課題」，我一定要面對這種二分法的挑戰。於是我很認真地思考，並提出身為家長可以有的作為。

自閉症診斷不是絕對

我覺得自閉症診斷本身就是一個難題，很多人應當都經歷過從重度自閉變成輕度自閉的診斷過程，也經歷過從過動症變身亞斯伯格症的過程，而科技進步也可能改變許多舊有的診斷結果。我聽過最讓我震撼的事件是一位二十四歲，長期被認為連自己幾歲都不會算的重度自閉症者，他透過電腦打字開啟了溝通的橋梁，而他學會打字溝通後打出的第一句話是：「我是重度自閉，不是重度智障。」

診斷的改變未必是因為誤診，而是因為有很多固執的基本核心問題都需要長時間、多次的事件經歷與驗證才有辦法確定。

痊癒的定義是什麼？

因為後天教養、社會環境和教育都可能讓自閉症的核心症狀「固執性」越來越輕微，「人際互動」與「社會技巧」越來越好。但是會好到什麼程度？是不是能痊癒？都引起很多人的疑慮。

我陪伴過眾多夥伴，並一同經歷過他們的成長。我可以肯定的是：「自閉症如果經過有效的教導和得到必要的核心症狀教育造成有效的學習，這樣一定會越來越好。但是否可以達到痊癒的結果則是要看看你對痊癒的定義是什麼？」

張擇祥語言治療師曾經說過：「就語言治療來說，難道要治療到全部人的聲音都一模一樣才叫痊癒嗎？還是只要能夠跟別人溝通就叫做痊癒？」如果我們對「痊癒」的定義放在「只要基本的生活自理溝通順暢就叫做痊癒」，那麼在這個定義下，我真的覺得自閉症的確可以說是「可以痊癒」的。

但是如果要讓人際溝通與社會技巧變成可以從善如流，或社交技巧的高手。那麼我會覺得可以定義成自閉症根本不會痊癒。

到底要好到什麼程度？要不要跟別人完全一樣？還是要保有一部分的自我特質？也許這就是你可以思考的問題。你覺得孩子的自閉症特質要保有到什麼程度，或者是治療到什麼程度？

我很喜歡我兒子那小小的固執、小小的堅持，他的執著跟堅持在不妨礙健康和維持公民素養等基本要件下，我還真的不覺得他需要跟別人一模一樣。

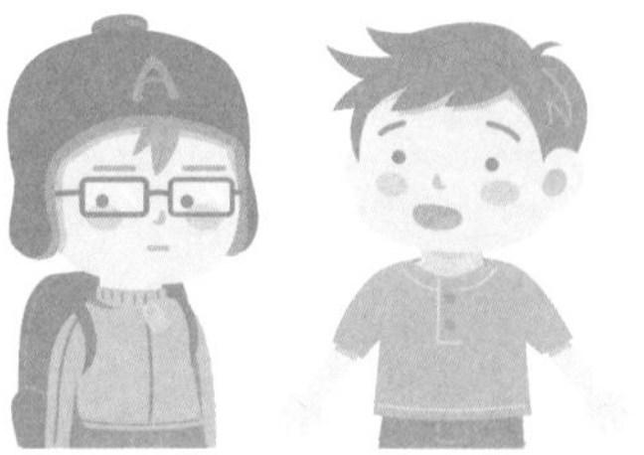

05到底是過動、學障、情障，還是亞斯？

許多朋友都跟我反應過：孩子的病名診斷改來改去不確定，從過動、學習障礙、情緒障礙，最後變成亞斯伯格症。我不是醫生當然不該談論診斷，但我想要說說我身為家長的經驗跟看法。

診斷讓我了解當下的問題

我絕對理解（並經歷過）家長們對於孩子受診名稱變來變去的不舒服及困惑。但因為有時候注意力不足的行為較明顯，所以確實有一定數量的亞斯一開始被診斷為ADHD。

我不太擔心這是否叫做「誤診」，當醫師做出這樣的診斷時，基本上孩子大多都需要學習更專注或學習要怎麼靜下來，這樣的診斷對我來說，是個「提醒」。當我不清楚或有所質疑時，我會請教醫師「請問是因為哪些狀況而得到這個診斷？」若你覺得有困惑也可以請教醫師：「我陪伴孩子的經驗中跟你陳述的情況不太一樣……」並具體描述當下所發生的情形，把重點擺在要如何改善。

我兒子一開始被診斷為選擇性緘默，當時未曾聽聞有亞斯伯格這個診斷名稱。接著又被指稱為情緒障礙，最後才確診是高功能自閉。也許有人會說：這是錯誤診斷，浪費了很多時間。但是對我來說沒有什麼浪不浪費時間的，因為在判定為選擇性緘默的同時，也就代表著孩子的口語行為需要處理。「在當時」，他的情緒跟口語表達確實是需要處理。而有處置就有進步，對我來說這就是可以接受的診斷了。接著又被指稱為情緒障礙，所以孩子就接受心理諮商處理情緒困擾。最後確診高功能自閉，此時此刻已經確定要聚焦處理「口語、人際互動社交困擾、固執性與單一或侷限的興趣」。

學會與醫師建立信任關係

以我為例子，我曾經在九二一地震時罹患恐慌症，一開始顯現出的症狀是大難臨頭的恐慌症狀，但我因為畏懼藥物而拖延了很久。後來出現憂鬱症狀，我開始使用憂鬱症藥物，服藥過程中輔以心理諮商、呼吸、運動、放鬆之類的治療，但又因有改善而停藥多年。之後，我又被確診有衝動特質，最近醫師又說我可能是躁鬱症……這就像是小感冒不處理，淋雨後又剛好工作忙碌導致抵抗力變差，就可能會變成支氣管炎或肺炎是差不多的意思。

早期我確實會畏懼、抗拒服藥，上網查詢我所吃的所有藥物名稱及副作用。有些藥物確實讓我感到不舒服，但看診幾次和醫師協調都沒有改善，所以我就換另一家醫院看診，跟新的醫師建立新的醫病關係。之後，我會要求醫師告訴我服用藥物的目的。醫師會告訴我，我所服用的藥物會讓我比較不急躁、衝動速度減緩一些，而服用藥物之後，也確實讓我情緒穩定的時間維持比較久。有針對問題而解決問題，那就夠了。至於診斷名稱是憂鬱或躁鬱？對我來說不是很重要的事情。重要的是發作頻率有沒有變低？難受的程度有沒有日漸減緩？甚至可以治療到不需要靠藥物就可以正常生活？

現在的我跟醫師溝通良好，我記錄自己服藥後的狀態，頻率變化等等，確認藥物對我有無幫助。與醫師的溝通越多，療癒效果越好，所以我已經相信陪伴自己多年的醫師，不再上網查詢自己所吃的藥物了。

如何讓醫師了解自身感受

大人有辦法自己判斷、感覺藥物的使用是否合宜，但孩子太小無法訴說自己的感受。小朋友用藥我會用記錄表定時定量記錄，等孩子再大一點點就讓他用自己的方法，去建立自己跟醫師的關係。

比方說「疼痛」就很難有一套標準，如何溝通疼痛有沒有改善？可以讓孩子跟醫師有一套共同標準。例如我兒子有僵直性脊椎炎，目前是使用Excel表格記錄每一天的疼痛指數，幫助醫師了解他的疼痛狀態。當然醫師還是會輔以抽血數值交叉核對，建立出彼此共同的標準。藥物要增加或減少也都要坦承讓醫師知道，減少變因。

醫師絕對不是萬能的，所以我們要學會與醫師建立溝通方式，並且學習如何信賴醫師的專業，這樣才能「針對問題，並且解決問題」。

06 亞斯伯格會不會傷人？

每次遇到「重大傷害案件」時，若發生傷人事件的主要嫌犯有自閉症診斷，自閉症或亞斯伯格這個名稱就會出現在新聞標題上，引起大眾對自閉症的誤解，也引起許多辛苦教養自閉症兒的家長們的情緒。

亞斯伯格與傷害他人的原因無關

當與自閉症相關的重大傷害事件發生時，輕度自閉社團內的家長就會呼籲「不要再汙名化自閉症與亞斯伯格」、「沒有證據可以證明罹患亞斯伯格跟會傷害他人有關」。

然而這句話，並不是專家學者對亞斯伯格絕對不會犯罪的保證，只能說並沒有明顯的數據顯示出亞斯伯格症傷害他人的比例較高。換句話說，不管是不是有罹患亞斯伯格，在情緒不穩定的時候都有可能傷人或自傷，而不能

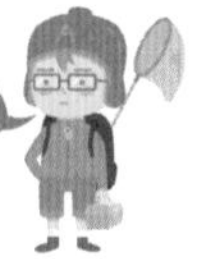

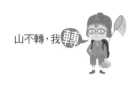

解讀為亞斯伯格不會傷人。

大多數的人在一生中都有精神狀況不好的時候。撇開孩子的診斷不說，遇到天災人禍、重大壓力、意外重病或喪親時，都有可能因為精神狀況不穩定需要跟專業的醫師或治療師求助。否則在身心俱疲的狀況下，自傷或傷人的可能就會增高。

但還是有部分家長會私下向我表示，他們擔心孩子會像去年捷運砍人事件中的鄭捷一樣，在家長不知道的情況下，孩子想做一番驚天動地的大事，卻傷害了別人。

會擔心這種情況的家長只有屈指可數的少數，但幾乎都是孩子已經有一些傷害別人和衝動行為的狀況發生了。目前求助者中，實際發生比例最高的原因是因為孩子網路成癮，家長猛然關掉網路，孩子因此惱怒而與家長對打或施暴。其次是孩子欲與求不滿，想要的東西或情感要不到而猛然大怒，瞬間產生和家人嚴重的衝突行為。這些衝突行為不只有傷人，有時候他們是選擇傷害自己。

當這些家長私下和我聯繫的時候，我一方面請他們跟專業醫師、心理師、特教老師、社工、機構、所屬宗教團體求助合作。若情節嚴重時，專業人士也會要求家長報警處理，讓孩子承擔該負擔的法律責任。

沒有人可以保證「誰」絕對不會傷人

老實說，目前我所遇到「自覺孩子有狀況需要處理」的家長，都已經在面對問題了，所以問題大多數都能被處理而有緩解；然而，少部分則因為有其他合併的障礙比較難控制。

身為家長，在陪伴孩子成長的時候，不管是確診為亞斯的二十四歲兒子，或是被歸類為一般人的二十二歲女兒，我都非常在意自己和孩子的情緒穩定狀態。自己的情緒穩定，才能夠好好的陪伴孩子，照顧好自己，才有精力照顧好家人。

所以當有人告訴我亞斯伯格不會傷人的時候，我幾乎都會說：「沒有人可以保證『誰』絕對不會傷人。」同樣的「沒有人可以保證亞斯不會傷人，也沒有人可以保證亞斯會傷人。」

環境與教育才是最重要的

回到我們一直強調的一個概念：我們要看的是「完整的人」，如果他被確診為亞斯伯格，那麼對於他這個「完整的人」來說，亞斯伯格只是一小部分，而亞斯伯格的主要診斷是因為「固執」、「單一或侷限的興趣」，還有「不當的人際互動社會關係」，診斷中並不含容易犯罪這一項。

但是如果這個人成長中受到不當的家庭環境、周邊教育、交友、環境的影響，再加上他個人的情緒，還有其他核心特質，那麼身為家長的我們，就要觀察這個不善人際關係的亞斯伯格孩子，是不是有不恰當的人際互動？是不是有不恰當的固執需要被寬鬆緩解？孩子是不是需要醫師、特教等其他專業的協助？

面對問題就是解決問題的開始。對於家長而言，需要面對的是「亞斯學生可能因為家庭環境、周邊、教育、交友等環境影響，再加上他個人的情緒，還有其他核心特質因素之下，在情緒失控時，認為大家都要聽我的，而有傷人或傷己的狀況。」但當孩子情緒失控時，因為個體不同也請個別處理。另外，我也想對一發生社會事件就把整個事件歸於單一原因的夥伴們說：「希望你能盡量多方面去了解事情發生的原由，因為這是每個人都可能面臨的課題！這不只是歸責在亞斯就可以解決的。」

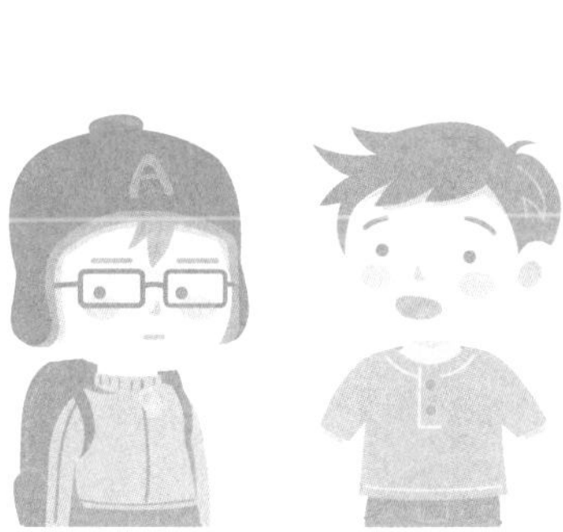

07為什麼要申請身心障礙手冊？

常常有人問為什麼要申請身心障礙手冊？身心障礙手冊跟特教身分與申請特教資源有什麼關係？就讓花媽簡單解釋給大家聽吧！

醫療資源

有無身心障礙手冊對於醫療方面來說，最主要的影響在於「金錢」與「身心障礙標籤」上。現今政府對於身心障礙者有許多補助與幫助措施，所以若是領有身心障礙手冊，在許多醫療資源上也較容易獲得幫助，對於身心障礙兒的家長來說，經濟方面也能獲得喘息。但是，在面對社會時，社會上仍有許多對於身心障礙者的錯誤觀念與印象，也因此容易被社會大眾貼上身心障礙標籤。

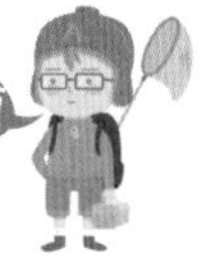

教育資源

在教育方面，領有身心障礙手冊的孩子在取得特教資源上較快速，學校也因為一開始就知道孩子的特殊性而能提早安排，對特教資源的取得較容易。但若無身心障礙手冊就需要透過「鑑定安置輔導手續」來獲得特教身分，進而取得特教資源。

然而，特教老師表示，未來台北市升學高中職的特殊管道（適性安置）報名資格，將只採認「鑑輔會發出的鑑定證明」，以後醫療衛生體系核發的身心障礙手冊或身心障礙證明，將不再具有升學優惠。也就是說，如果想要獲得教育福利，不論目前有無手冊或身障證明，都請務必參加教育鑑定。

儘管如此，當我們回到事實層面來看，雖說可先找導師，再透過輔導室特教組取得特殊生身分，以尋求特殊教育資源。但我接觸過的學校也說過：需要鑑定安置的人很多，所以有身心障礙手冊的人會得到優先服務。因此，即使法律規定「鑑定安置輔導優先於手冊」，但實質上是否會如此執行，還要看狀況……

就現實來說，領有身心障礙手冊對於獲取政府幫助還是比較方便且快速的。另外也提醒家長們，並不是我們想申請手冊就會有手冊，這是需要經過醫療判定的，且ICF（國際健康功能與身心障礙分類系統）的新制手冊也有年限。

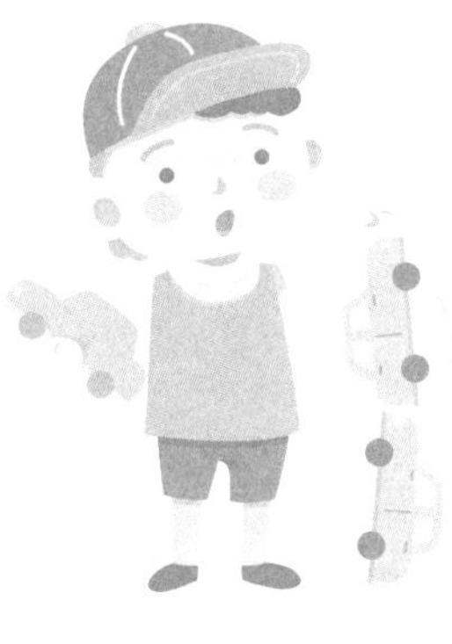

08 有亞斯伯格是藉口，還是尋求協助？

大家看到這個標題時，我猜很多人會認為這篇文章是在回應台北市長柯文哲是不是有拿「我是亞斯伯格，所以……」來替自己的行為貼上標籤，把亞斯伯格汙名化或當成藉口。但是對我來說，有時候標籤是藉口，但有時候是快速讓對方縮小範圍，快速理解的方式～

發話者與閱聽眾的名稱定義

對於這樣的話題，首先發話者對該名稱的定義跟閱聽眾收到的名稱定義是否相同，就是一個需要先釐清的議題。

維基百科定義的亞斯伯格，必須具有以下三種症狀：

社交困難（Social Deficit）

- 溝通困難（Communication Deficit）
- 固執或狹窄興趣（Rigidity or Restricted Interest）

問題在於這些症狀是「身為亞斯伯格症就必定會有的症狀」，還是發話者其實只是在定義「認為自己有亞斯伯格的症狀」？

我常收到有人做完成人亞斯量表後，沒有經過醫師診斷就自稱為亞斯伯格的人來函。這些自稱者當中，若去尋求醫師診斷，有的會被確診、有的不會被確診。若他們不去找醫師確診，他們當然有可能是亞斯，也有可能不是。所以閱聽眾在接收到自稱為亞斯伯格者時，我們可能需要了解的是：說話者不管診斷如何，他其實表達的都是「自己這個人如何……」，而不是「亞斯伯格症者都是……」

貼上亞斯伯格標籤的目的

當聽到「亞斯伯格」這個名稱出現時，說話者的意圖是：「我因為有亞斯伯格，所以說話比較直白。有時候我會不經意說出傷到你的話語，但若你聽到這樣的話語，請告訴我，我會改進，不再犯同樣的過錯。」

這時，聽者可以快速知道對方所做的「異常行為」代表著：

- **他可能與人互動上有不足**，需要幫助他與人互動並給予社會性潛規則訊息。
- **他可能比較固執**，需要幫他寬鬆固執，並給予多一點耐心跟寬容等待他鬆解固執。

但若當事人總是以「我有亞斯伯格症」顯示「我會變成……這樣，都是亞斯伯格症害的。」總是要別人接納自己，而不自我改善去了解社會潛規則，那麼對於這樣長期用標籤當藉口或嚴重程度影響到一般社會大眾的人，我們其他人也必須注意到此人是否還有其他特質，甚至是病徵需要處置。

我個人這幾年做成人亞斯量表的分數分別是：5分、8分、11分（一般來說30分以上就可以考慮找醫師確診是否為亞斯伯格），很明顯地知道我絕對不構成亞斯伯格人的要件。我的亞斯氣質非常淡，因為我不夠固執，興趣也很廣泛，人際互動能力也還不錯，口語表達也不會要求極度精確。但我做成人過動症量表分數高達30幾分（http://www.adhd.hk/web/q18.php?mid=33 自評會產生初步診斷結果），顯示我有過動症。這些分數不代表確診，但卻很明白的告訴我們，我們的問題是什麼。

我期待「亞斯伯格」是用來快速了解，並幫助有亞斯伯格傾向者的標籤。

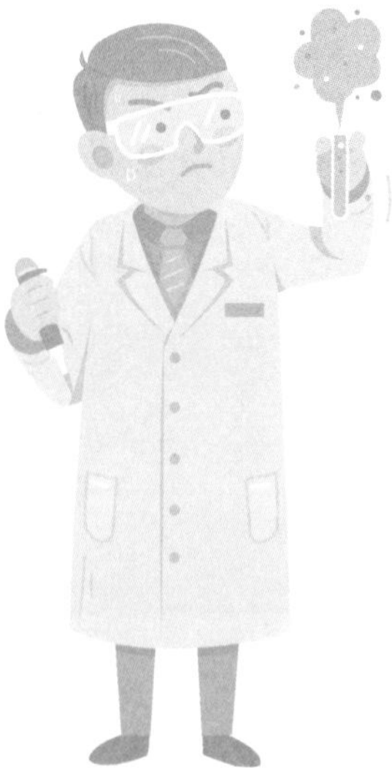

09 如何幫助感覺孤獨的孩子？

曾經有家長在網路上求助，他發現孩子寫下：「不知道被騙了多少次……不知道被拋棄、被遺忘、被不理會了多久。我漸漸發現我是孤獨的，孤獨是我唯一的依靠……孤獨的生活一天又一天，慢慢的我不想交更多的朋友，不想和他人接觸。因為我知道，『朋友』只是還沒攻擊我的敵人、只是利用我的陌生人、只是將我當作玩具，用過後不想用了，就隨手丟一邊……朋友是什麼呢？將我當作沙包，一次又一次的傷害，給予我希望又將我拋去。對我來說，『孤獨』才是唯一正確的方法，才是真正能不讓我受傷的。當我敞開心胸向你們走去，卻被在胸口捅了一刀，那種感覺一嘗再嘗，我已決定孤單……」

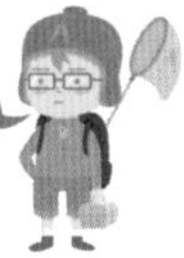

家長要先照顧好自己的情緒

當我們看到孩子這樣寫一定會很擔心，但是我們一旦跟著慌，孩子反而會敏感的發現我們情緒不穩定。這樣會更難讓他們自己回穩，所以請先照顧好自己的情緒。孩子寫下這些時，表示他正在情緒中，因為內文中不時出現決絕的語氣。個體還在情緒中的時候，旁邊的人如果急著給他建議，或迅速地嘗試探詢發生什麼事，往往不容易有好效果，甚至強化了個體採取情緒性選擇的決心。

特教老師對此比較建議的做法還是老生常談的步驟：

- **陪伴**：不說教、不追問，但是逐步拉近和孩子的距離。
- **同理**：當孩子接受陪伴後，溫暖反映孩子的情緒狀況。
- **抒壓**：找適當的方式讓孩子可以舒緩或發洩情緒壓力。
- **探詢**：待孩子情緒回穩之後，才重建誘發事件的狀況。
- **處理**：共同討論當未來遇到類似狀況時，還有哪些應對策略。

每個步驟之間要花多久時間不一定，比較小的事件可能幾十分鐘，事情大條的也許每個步驟都可以撐上幾天。其中最後一項要注意，務必要「避免」數落之前處理失敗或不當的經驗，而要聚焦於未來面對誘發事件時的可行做法。另外像諮商、就醫、會談等等預防或治療性的措施，也比較適合放在最後這一項步驟來和孩子討論。

關鍵在於所有的調整與改變都要在情緒回穩的狀況下討論，才不會讓孩子因為處在情緒之中把所有事情都拉倒，最後還為了面子拉不下臉來，不願意採用明明自己也知道比較好的策略。

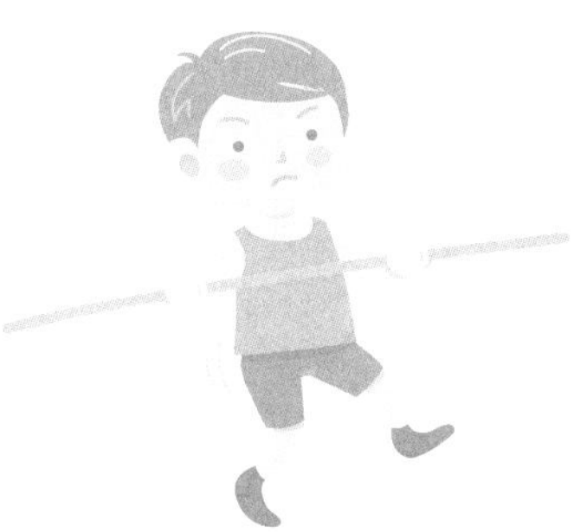

10 孩子嚴重挑食怎麼辦？

有很多自閉症的孩子非常挑食，加上感官敏感與嚴重固執，真的很挑戰陪伴者的能耐。在亞斯伯格的社團中，孩子挑食是我們經常討論的話題。根據這些討論，我整理出幾個孩子可能拒食的原因，希望能有助於對食物有所侷限的孩子能擴張、願意嘗試新食物，讓孩子能更健康的成長。

先確認孩子的健康狀態

我家老大確診為輕度自閉，從小就很挑食，非常嚴重。後來我才確認他有很多觸覺感官過度敏感之類的問題，會因為味道、口感、顏色不對就不吃，也有辦法餓兩天。

在我們家，食物是獎賞用的，不用在懲罰～因為我最關心的還是孩子的健康問題，所以有挑食的情況，我先經過醫師確認孩子的健康狀態：有沒有蛀牙？有沒有吞嚥或咀嚼困難的部分？然後根據他的喜好，漸進式的處理「降低感官敏感」或「肌力運用還沒學會的部分」，最後再佐以營養的重要性：要吃什麼才能補充那些營養素，也比較不生病？

「孩子食慾正常嗎？」、「有先確定是健康狀態嗎？」、「如果是挑食，是不是有特別討厭那些食物？口感？顏色？」，我花時間先了解原因，再處理問題。先以孩子的健康為要件，再訂下目標。之後，漸漸達成目的，孩子吃的食物變多了，雖然還是很慢。以下是根據「泛自閉幼稚園小學社團」家長所整理的拒食或挑食原因跟解決方案：

確認口腔敏感跟咀嚼能力

孩子不吃的原因，原因很可能不只一個。我兒子（二十四歲）本來也只吃高麗菜和切得很小顆的花椰菜，但現在多了洋蔥、空心菜跟菠菜。咀嚼是個關鍵，大的花椰菜會讓口腔敏感，這就讓咀嚼能力不佳的他拒絕接受，所

以一開始是幫他切小顆，現在當然是讓他自己切了~（笑）

有些口腔敏感的孩子，不太吃軟軟黏黏滑滑的東西，例如：秋葵、茄子、會爆出內餡的番茄，還有雞皮與雞肉中間的黏膜等等。這時，我們可以視孩子的敏感程度，一點一點的增加食物，降低他的敏感度。

職能治療師張溯皋表示：「如果是挑剔口感（嫌棄軟、硬、滑、爛、沙沙的、太油、太乾）、溫度（不夠熱或不夠冰，或溫溫的很噁心）就是口腔觸覺的影響。如果是挑剔吃或聞起來的味道（嫌棄酸、苦、辣、鹹、甜、腥，或會嗆鼻和其他怪味），這就是味覺／嗅覺的影響。若是跟以上這些無關，可能就是食物的其他特質（例如：顏色、形狀、名稱、取得方式、文化習慣、血液或內臟），這就完全與口腔無關了。許多青菜其實有特殊的味道，很多是略帶苦味、泥巴味等等（有些青菜不必看到，只要用吃的就可以知道是什麼菜）。對味道比較敏感的人，通常會覺得味道太重，所以不吃。但很多時候挑食，是超過一種以上的原因。」

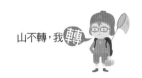

執著單一食物，不喜歡食物混雜

我家兒子對於醬汁淋在白飯上相當反感，而針對這些不喜歡所有菜全部擠在一起，喜歡一個盤子裝一個菜的孩子，網友Patricia Cheng提供了她家孩子使用的餐盒給我們參考。

她利用了「多分隔餐盒」讓食物可以分開盛裝，不會全部擠在一起，這樣就可以解決孩子討厭所有菜都擠在一起的狀況。另外，過分執著單一食物者，多位家長分享可以用蔬菜水餃、咖哩，或海鮮煎餅逐漸添加適應，對多數孩子都有效。

有些孩子可能需要處理「認知」

另外補充「可能需要另外加以引導」的部分，帶小孩們加強對食材的認知，從買、洗、切、煮到上桌，這些步驟的認知需要一步步的教導。有時候孩子其實不是不吃，而是他不知道那是什麼東西，不確定那是不是食物才不敢吃，這時只要適切按照孩子的認知能力引導說明即可。所以家長們可以考慮帶著孩子進到廚房，認識食物在烹煮時的樣貌，這樣孩子拒吃的食物可能會比較少一些。

許多家長都提供了自家引導孩子擺脫挑食的方法，例如有些孩子小時候可以用有趣的名稱引起興趣，像是豬血湯的豬血可以叫做「巧克力豆腐」；或是將內臟類一律稱為豬（牛、雞）肉；也可以利用「ABA的策略（目標行為與增強物的搭配使用）」，像是利用孩子喜愛的小零食，慢慢引導孩子嘗試原本排斥的食物。

到目前為止，我兒子還是會把不喜歡的食物，一顆一顆挑出來，非常有耐心的挑選～自閉孩子的堅持，是他們的障礙核心，請各位同志互相加油打氣～XD

II 如何為特殊生選學校？

家長常問的問題中，其中一個是：「選哪一個學校比較好？」我的回答很簡單：「越近越好。」除了選擇離家近之外，我還會詢問朋友，該校最近的狀況，了解該校最近的變化。常常學校的校長換了，輔導室資源班的老師換了，對特教服務的做法就有所不同。甚至有的家長會特別想讓孩子跟隨某位老師，但這種選擇都不見得能百分之百如意。甚至跟隨了想跟隨的指定老師，都還可能遇到老師家族中的婚喪病痛等無法預料的長假。

無法選擇的選擇

基本上特殊生入校，校方會為孩子做比較合宜的師生安排，但還是有人想要透過一些關係來選擇學校。不過，像我這樣常會被老師叫到學校去「急救」的家長，就只能就近接受距離最近的學校，甚至還因此影響到第二個小孩，放棄了有音樂班的學校。

除了像我一樣「被迫」選擇就近學校的情況外，還有幾種無法選擇學校的原因是已被其他家人決定，或是絕對需要特殊教育而必須到某些特殊學校去就讀的情況。對於無法選擇的夥伴，我想說：「無法選擇其實也是一種幸福。有人幫你做決定，有時候是把球交出去。也許無奈，但這也可以說是一種輕鬆。」

公立好？還是私立好？

如果你會面臨到公立或私立的選擇，那代表你的經濟情況還可以負擔得起學費。不像我的孩子，在高中之前，家中的經濟狀況就沒辦法負擔孩子的私立學費。

在大學之前，只要持有特殊學生身分，家長都可以向公立學校申請特殊教育資源。以我的孩子來說，當他嚴重拒學時，常常面臨到早上要催他上學的苦惱；另外，他也會因偶發的僵直性脊椎炎疼痛而起不了床，因此我們就為他申請免除早自習。但我們申請的時候並沒有讓孩子知道，以免讓他淪為「有特權」的藉口。只有在莫名其妙拒學的時候，或者是僵直性脊椎炎發作的時候，才動用到這個資源，讓他免於因為早自習缺席而受到其他的行政處分。

當然，有的私立學校也非常友善，可以做到上面所說的這些，但要注意的是現今的法令並沒有強制規範要私立學校替孩子做這些IEP（個別化教育計畫）服務。

另外就是關於成績計算，接受特殊教育的孩子在公立學校可以有特別的計算法。我們可以請老師協助，給予孩子「個別化的教學計畫」，比方說作業少一點，或是像我家孩子還申請了物理治療服務跟適應體育（像是體育課只有五個學生，老師慢慢教孩子打桌球等等安排）。

私立學校要看各個學校的差異，有的學校願意，有的則不願意。要不要尊重孩子的差異，私立學校要看學校本身的立場跟想法，法律沒有強制性的規範。我到各地方演講時，曾經遇過非常友善的私立學校，但我也曾遇到並不是很在乎孩子個別化差異的學校，所以我不會把問題簡化到只是公私立的

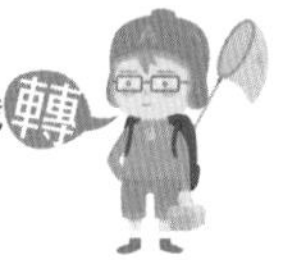

選擇。

讓孩子學會成長

在我家孩子念高中之前，我們無法選擇孩子要念哪所學校，只能就近學習，但我們一直受到特殊教育法的保護。從國中進入到了高中時，我的兩個孩子都曾經與我起了很大的衝突。因為一開始，我還是會說出「我想要的」、「我期待的」，但是這些「想要」與「期待」跟孩子們所想的並不符合。最後，我讓孩子們自己填選志願，選擇想要讀的學校，因為他們需要開始學習「選擇」然後「承擔」。

高中沒有聯絡簿，所以我也不太知道他們在高中的學習狀態。因此他們能夠選擇學校，並且自我承擔便是一個獨立成長的開始……

怎麼選大學？

「選大學」已經是很個別化的問題了。對我家的特殊生來說，他需要比較小且不複雜的環境，因此孩子選填志願時，我就先讓他了解像是教育大學的特教及諮商資源較豐富、學校的園區小、學生人數比起大型學校來說相對少，這樣的環境對這個感官過度敏感的孩子來說還滿適合的。

了解學校資源對於協助孩子選擇學校是很重要的，像是某些障別的孩子可以選擇某些有特殊輔導的學校。像是淡江大學有視障資源中心，視障的學生就可以參考；對於自閉症的學生則可以考慮比較小的校區和離家近的，這可以更快速的讓孩子適應學校環境。

當然，這些事情都做完了之後，若還是覺得最後的選擇結果不盡人意，那麼還可以選擇轉學，或是重考，我們都還是可以重新選擇，也可以重新學習怎麼面對挫折，家長們都不用過度焦慮。

每個思考都有一體兩面，我們至少可以選擇「喜歡自己的選擇」，讓自己比較快樂一些。

12 疑似ASD，但得不到資源班協助？

「疑似」診斷似乎越來越多，一些家長會很開心孩子沒嚴重到被醫師確診，但有些家長又擔心會因此得不到特教資源。

是的，這是一體兩面，有好就有壞。但我覺得如果孩子的能力還好、沒辦法確診，其實你可有幾個思維，不要把時間花在擔心。以下就提供我的作法給你參考~

調整心態

如果是確診可藉由IEP計畫的內容處理孩子的需求。如果身分是疑似，基本上都代表自閉的程度還好，值得恭喜。能夠把孩子當成一般的孩子來教的好處不少，因為我們的孩子需要很多日常生活的學習和刺激。

了解需加強的方向

目前多數小學的資源班都是用來學習課業的，但基本上若有ASD傾向，要加強的部分是：口語溝通能力（理解而不誤解）、社會性溝通能力的加強，以及削弱固執性這三方向。

教養是父母的責任

一個國小老師能陪孩子兩年，了不起上國中、高中各陪三年。所以在日常生活的教導，父母還是要負大半責任。父母樂觀，孩子就樂觀；父母有信心，孩子也比較會有信心。儘管這是一件困難的事，但還是建議父母不要花太多時間焦慮，盡量把時間花在教導上。

道德教育很重要

想像孩子的未來，不要只看到現在。孩子的道德教育很重要，美國知名高功能自閉患者天寶・葛蘭丁一再強調教孩子誠實與負責。王道偉語言治療師也提醒，孩子一開口說話，就得讓他學會停、看、聽觀察別人怎麼說？何時說？

有IEP（個別化教育計畫）很好，但因為疑似而沒辦法處理的夥伴。依我的經驗是家長不要花在焦慮上。沒有IEP也會有方法的，針對沒有IEP、還在疑似階段的孩子，我會努力去做下列這幾件事情～

找到班上合適的小天使

可以請老師幫忙尋找並培訓小天使，自己也可以幫忙觀察。以我的情況來說，我會告訴老師希望有個小天使能協助孩子，讓孩子能盡快融入班級，減少老師的麻煩，甚至能發揮孩子的優勢來幫助其他同學。

儘早帶孩子熟悉學校

尤其是各部門教務處、訓導處之類的。我們愈熟悉這些老師，就越清楚能協助什麼，在學校當志工是家長最快的途徑。

當老師的好幫手

循序漸進讓老師知道我是個不會干預行政，且對他有幫助的家長。在老師還不熟識家長之前，請不要貿然跟老師說要入班輔導之類的。家長要讓老師放心確實需要智慧，但挫折會讓我們學習，俗話說「打斷手骨顛倒勇（台語）」。XD

整理清楚孩子的優勢跟劣勢，幫助自己也協助孩子認識自己

整理清楚孩子的優勢跟劣勢，這樣才能讓自己與孩子清楚了解：如何利用孩子自己的優勢，並且慢慢修正劣勢，或找到替代方式，學習與學校、同學、老師有良好的相處模式。

13 特殊生作業份量的問題

如果發現特殊生孩子的作業份量和難度不符合目前需求，我該怎麼樣協助我的孩子呢？花媽建議，請把握親師間溝通的時間與重點，讓老師了解孩子的情況與困難。

先確認要幫助孩子的目標

家長應該先盡量將孩子「完成有困難」的地方記錄起來，確認自己要幫助孩子的目標為何？如果能先整理好哪個科目的哪個部分有難度最好。

當然一般家長難以評估孩子真正的困難點，所以只要事先縮減範圍，盡量接近問題核心，這樣與老師的溝通才能更有效率。而這也是要家長將心比心，不要占用老師太多時間，「先想好溝通重點」、「確認問題的焦點」就能節省溝通時間。

與老師建立良好的溝通方式

依照個人經驗，除非有緊急事故，否則請避免直接跑到學校找老師。因為導師可能有其他庶務繁忙，若家長突然到訪，該時間點老師無法專心。

以我自己任教時為例，沒課的時間我必須處理教務處或輔導室的事務，可能在跑緊急公文。若家長沒先跟老師約好晤談時間，老師不但有其他事情纏身，也不可能事先做好準備、想好作法。這樣的情況下，親師談話必須花比較多的時間聚焦，溝通會比較困難。

另外，臨床心理師王意中曾經建議：「如果真正遇到有需要跟老師反映溝通的問題，建議不要用聯絡簿寫。因為寫在聯絡簿上，孩子會看到，且學校會抽檢聯絡簿，老師、孩子都會有壓力。聯絡簿儘量給老師好的回饋，有問題可以另外寫封信給老師，或直接跟老師約時間討論。」

為避免干擾老師的作息，我會使用Line或簡訊的文字訊息跟老師約討論時間，並且等老師回覆確認時間才成行。

依照孩子的能力調整

不管是不是特殊生，如果回家作業沒有考量孩子的能力調整，日後再次面對難度日益加劇的課業，孩子因而產生的挫折感跟無力感都是可以預見的。

特教老師賴英宏表示，發現作業份量和難度不符孩子的需求時，有幾種方式可以處理：作業可以進行「減少份量」、「難度降低」、「分段完成」、「作答方式改變」等等方式進行調整。

有的孩子有「精細動作困難」的因素，這可以到醫院檢查，也可透過復健治療。若難以治療者得以請求醫師開立診斷證明，讓孩子用其他方式取代。

我家孩子的診斷書上有備註「思考過度」，加上精細動作不佳導致書寫困難等等，所以考卷常常寫不完。這些情況都可以嘗試向相關單位申請延長考試時間，或以打字取代手寫。在校時可向輔導室、資源教室等處申請；學測、基測等大考時可憑醫師診斷向大考中心申請。若是平日繳交的作業，有的老師會接受他言簡意賅的作答方式；但有的師長還是會按照自己的標準給分。

但是要不要申請，還是要親師、親子間共同商量溝通。就像我家孩子就是不肯延長考試時間，但他也願意承擔寫不完導致分數偏低的自然後果。

不管是老師或家長，都請記得「公平，是每個人得到他真正需要的東西。」「公平」跟「相同」，並不一樣，請公平對待每一個孩子，因為他們並不相同。不是每個人都要給他們一付五百度的眼鏡，因為只有近視的人才得戴眼鏡。而且，並不是每個近視的人，都是五百度近視～家長與老師都應協助給予不同需求者適度的調整。

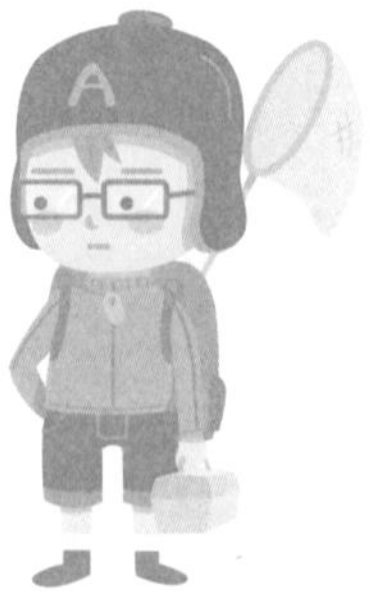

14 罰寫多到寫不完……

家長找老師溝通時，如果用「必須要得到我要的結果」去跟對方說話，若想得到家長夢想的結果，恐怕需要「談判專家出馬」才行。基本上以家長的身分來說，我覺得陪孩子學會承受不同的結果，也是一種陪伴孩子學習負責承擔。

溝通的藝術

溝通是一種協議，當兩方協議成功，你往前一步我也就會往前一步；如果談判破裂，原先的距離會各自往後退。要談到雙方都滿意，說話的態度絕對是重要的，若「秉持著共好」為原則，那麼溝通成功的比率會高很多。

比方說我兒子寫功課的速度非常慢，他寫每個字都是細雕慢琢，導致功課寫很久寫不完。孩子的困難，會妨礙成長跟進步，甚至讓孩子學習退縮，那麼去找老師溝通協商，減少作業量也許有其必要。但是去找老師溝通的時候，家長就不能要求老師「一定要減量」。請記得「我們可以提出要求，但對方也可以不答應。」

親師間的溝通是特殊兒家長都會遇到的問題，家長與老師經常因立場不同而互相衝突。家長是依自己的孩子為出發點。但對老師來說，有很多時候是無法只依一個孩子的立場著想，也因此產生了許多的衝突與誤解。我們都知道要體諒並且理解老師的辛苦與付出，但是當老師的作法並不適用於家中特殊兒時，家長們又該如何跟老師溝通呢？讓花媽說個特教專家教導的方式給你聽～

罰寫寫不完的阿良

阿良好動又常觸犯班規，導師幾乎每天都得要他罰寫。一星期下來，阿良積欠了很多被罰寫的作業，而且每天都寫到很晚……

阿良的媽媽忍不住在聯絡簿留言給老師：「老師你好，因為阿良調皮，常惹你不高興。我了解老師給他處罰的用意，但是最近罰寫的份量實在太多了，他每天都寫到很晚也寫不完。請老師幫忙，讓他把罰寫減量呢？謝謝。」

隔天導師看到聯絡簿後，在聯絡簿上回覆：「阿良媽媽，我知道妳捨不得阿良被處罰。但是我們班有二十五名學生，如果我答應了妳的要求，別的家長知道了也來要求我，我該怎麼辦？阿良一直招惹其他同學，其他家長也在抗議了。不然今天開始，每節下課我都叫阿良別下課，繼續在教室把罰寫寫完好了！」

學會行為代替

阿良老師的回覆，想必家長也很難感受到老師溝通的誠意。但是這兩段留言其實都缺乏彈性，因為雙方都各持己見。媽媽要老師退讓，但老師認為這樣不公平所以也堅持己見。

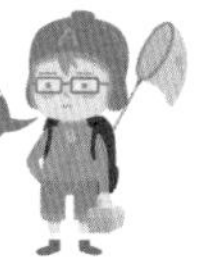

當我的身分是家長的時候，孩子不交功課，我不會特別替他求情。因為孩子得學習面對不同人的不同標準，成長後還是必須面對社會、必須承擔「自然後果」的部分。

但當我在陪伴特殊生家長時，常常聽到類似的事件。我開始站在家長的立場想，我可以怎麼幫助家長跟老師溝通？

就阿良的事件為例，該怎麼跟老師溝通呢？

阿良媽媽可以這麼寫：「老師好，很抱歉阿良的事情讓你困擾了。干擾班規的執行並不是我的本意，我是希望阿良能夠不要為了罰寫影響了他其他的好行為。所以，想請教老師是否可以用『好行為』來抵消他的過失？我衷心的期待能幫助阿良，讓他少犯點錯，多點好行為來讓班級的氛圍更好。目前我想到的方法是讓阿良當一兩天值日生，要他學習替班上服務，不知道這是否可行？或者老師有其他的安排，也請你告訴我，讓我能讓阿良有更多好行為。謝謝老師！」

很幸運的，老師接受了，認同了這樣一起共好的方式。

另外針對處分過動的孩子，老師們請盡量不要用「下課時間不准下課，必須留在教室」處理，也許下課時間讓孩子去跑步效果會更好，運動可以讓下一堂課更能集中精神。可能有的人會覺得孩子就是喜歡動來動去，還讓他去跑步，達不到「逞罰」甚至變成愛動孩子的「獎賞」，不支持這樣的作法。但回歸我們處分孩子的原意，是讓他能有更多好行為，而不是讓他更不舒服下堂課更會作亂，影響到他自己也影響到班上其他同學不是嗎？

溝通是種藝術，為了到達目的地，不是只有一條路可以走。建議家長在面對此類問題時，可以多放提議、多方考量。若是你了解老師的立場與苦心，一定可以找到雙方都同意的共同解決方式。

備註

推薦教師們參考教育部輔導計畫叢書《你好，我也好》，學習溝通技巧。

15 與同學發生衝突時，家長如何因應？

泛自閉的孩子，即便有理也說不清，畢竟人際溝通就是他們的核心障礙。如果衝突的發生是我們孩子的錯，那麼日後如何改正行為也是我們必須教導的要點。因此，當孩子與同儕出現衝突時，家長該如何應對呢？

冷靜陪伴孩子

面臨學生間肢體衝突時，家長聽到後要先冷靜下來陪伴孩子，避免過多情緒字眼，先了解當時發生的狀況，家長們才能從蛛絲馬跡中了解孩子的行為來源。

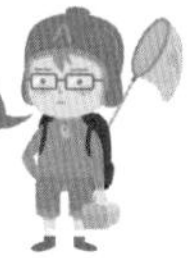

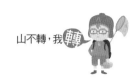

了解事件的具體脈絡

我自己習慣用心智圖確定哪幾件事一定要做。大部分的經驗，心智圖畫好後這些問題就有清楚的方向，甚至解決一大半了。用口述不夠清楚，所以我會用畫的讓有需求的人在最短的時間內，一起將事件視覺化，讓事情更清楚。而且有不少亞斯相關書籍建議：用圖像加強說明會讓孩子更容易一目瞭然。

要使事件出現具體脈絡，我的方法就是把握人、事、時、地、物的要點，用「誰、什麼、何時、何處、如何」等五個敘述的原則，使事件的脈絡清晰的被看見。

學習處理

每個人對於每件事情的處理方式都不盡相同，但具體陳述狀況，客觀加入自己所看見的，並且避免加入情緒性的字眼，把目標擺在「共好」，避免引發雙方家長更多的衝突。這樣才能確實的解決學生間的衝突，也能更理解泛自閉孩子的人際溝通問題。

ORID互動式溝通教學

我們可以使用ORID 互動式溝通教學案例來解決學生間的衝突問題。此互動式溝通共分為四個步驟：

- 第1步Objective：陳述客觀發生的事實。這個步驟要處理得花最長的時間，請記得這時候問話要盡量使用直述句，不帶批判。例如用：「老師打電話給我，說你在學校跟○○○吵架了是嗎？」代替：「老師打電話說你跟○○○吵架，你怎麼老是惹麻煩？」
- 第2步Reflective：陳述產生的情緒、感覺、感受。詢問孩子：「發生這件事感覺如何？」
- 第3步Interpretative：主題的重要性與價值意義、目的、觀點、暗示等。例如可以提出問題與孩子討論：「今天一開始吵架時，你覺得很爽，但如果今天不跟〇〇〇吵架，你想一想，可能會出現什麼情況？」

第4步Decisional：討論怎麼做可以得到新的了解、決心與行為的轉變。告訴孩子：「所以，一定要做一個〇〇的人，不然就可能給自己帶來麻煩。」

大家得持續不斷練習這樣的對話，才能達到互動性溝通的效能。以下是吳文傑心理師利用網路上的一個案例，讓我們更清楚「如何進行ORID 互動式溝通教學」：

上課鈴聲響起，美國一所普通小學裡的學生正要上閱讀課。今天的課程主題是《灰姑娘》的故事，老師先請一個孩子上臺講一講故事內容。孩子很快講完了，老師對他表示了感謝，然後開始向全班提問……

師：你們喜歡故事裡面的哪個人？又不喜歡哪個人？為什麼？

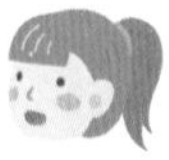

O／第1步Objective：事實感受的陳述，讓孩子客觀表達他們在書中看到的內容。

R／第2步Reflective：陳述產生的情緒、感覺、感受，引導孩子們表達對故事的感受。

生：我喜歡辛黛瑞拉（灰姑娘），還有王子，不喜歡她的後母和後母生的姐姐。辛黛瑞拉善良、可愛又漂亮，而後母和姐姐都對辛黛瑞拉不好。

師：如果在午夜12點的時候，辛黛瑞拉來不及跳上她的南瓜馬車，你們覺得可能會出現什麼情況？

I／第3步Interpretative：主題的重要性與價值意義、目的、觀點、暗示。

生：辛黛瑞拉會變回原來的樣子，穿著破舊骯髒的衣服。哎呀！那就慘啦。

師：所以，你們一定要守時，不然就會有麻煩。還有，因為你們平時都打扮得漂漂亮亮的，所以千萬不要邋裏邋遢地出現在別人面前，不然會嚇到你們的朋友。女孩子更要注意，將來長大後，要是一不注意被男朋友看到妳邋遢的樣子，他們可能就會被妳嚇昏。（老師做昏倒狀，全班大笑）

I／第3步Interpretative：主題的重要性與價值意義、目的、觀點、暗示。

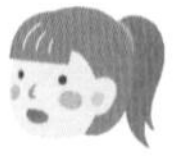

師：好，下一個問題。如果你是辛黛瑞拉的後母，你會不會阻止辛黛瑞拉參加王子的舞會？要誠實喲！

（過了一會兒，有孩子舉手回答。）

生：如果我是辛黛瑞拉的後母，我也會阻止她去參加王子的舞會。

師：為什麼？

生：因為我愛我自己的女兒，所以希望她當上王后，而不是辛黛瑞拉。

師：沒錯，所以在我們印象中，後母都不是好人。但其實她們只是對別人不夠好，對自己的孩子卻很好，明白了嗎？她們不是壞人，只是還不能夠像愛自己的孩子一樣去愛其他的孩子。

I／第3步Interpretative：主題的重要性與價值意義、目的、觀點、暗示。

師：辛黛瑞拉的後母不讓她參加王子的舞會，甚至把門鎖起來。但為什麼最後她還能參加舞會，而且成為舞會上最美麗的姑娘呢？

生：因為仙女幫助她，給她漂亮的衣服，還把南瓜變成馬車，把狗和老鼠變成僕人。

師：對，你們說得很好！想一想，如果辛黛瑞拉沒有得到仙女的幫助，她是不可能去參加舞會的，對不對？

D／第4步Decisional：討論怎麼做可以得到新的了解、決心與行為的轉變。

生：對！

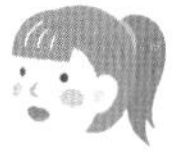

師：但是如果狗、老鼠都不願意幫助她，她可以在最後一刻成功的回到家嗎？

D／第4步Decisional：討論怎麼做可以得到新的了解、決心與行為的轉變。

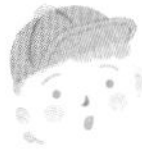

生：不可能，但是她就可以成功的嚇到王子了。（全班再次大笑）

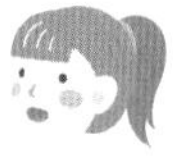

師：雖然辛黛瑞拉有仙女幫助她，但是光有仙女的幫助還不夠。所以，我們無論在哪裏都是需要朋友的。我們的朋友不一定是仙女，但是我們需要他們，我也希望你們有很多的朋友。接著，請你們再想一想，如果辛黛瑞拉因為後母不讓她參加舞會就放棄了機會，她可能成為王子的新娘嗎？

生：不可能！放棄的話，就不會到舞會上，更不會被王子看到，而愛上她。

師：沒錯！如果辛黛瑞拉不想參加舞會，就算後母沒有阻止她，甚至支持她去，也是沒有用的，因為是誰決定辛黛瑞拉要參加王子的舞會？

D／第4步Decisional：討論怎麼做可以得到新的了解、決心與行為的轉變。

（至此，老師已經完全引導到這次閱讀課想要得到的結果——愛自己。）

生：她自己。

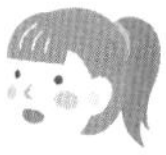

師：所以，就算辛黛瑞拉沒有媽媽愛她，後母也不愛她，都不能夠讓她不愛自己。就是因為她愛自己，她才可能去尋找自己想要的東西。如果你覺得沒有人愛你，或者像辛黛瑞拉一樣有一個不愛她的後母，你們要怎麼辦？

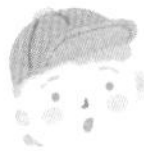

生：要愛自己！

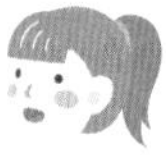

師：對，沒有一個人可以阻止你愛自己。如果覺得別人不夠愛你，你要加倍的愛自己；如果別人沒有給你機會，應該加倍的給自己機會；如果你們真的愛自己，就會為自己找到自己需要的東西。沒有人能夠阻止辛黛瑞拉參加王子的舞會，也沒有人可以阻止辛黛瑞拉當上王后，除了她自己，對不對？

生：是的！

師：最後一個問題，這個故事有沒有不合理的地方？

（過了好一會。）

生：午夜12點以後所有的東西都會變回原樣，可是辛黛瑞拉的水晶鞋沒有變回去。

師：你們太棒了！你們看，就算是偉大的作家也有出錯的時候。所以，出錯不是什麼可怕的事情。我保證，如果你們當中有誰將來要當作家，也一定比這個作家更棒！

（孩子們歡呼雀躍。）

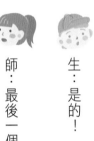

16 家長適合出面替孩子與其他人溝通嗎？

有人問花媽：「究竟家長適不適合親上火線，到學校去和其他的同學，甚至家長，溝通自己小孩的狀況？」

我個人認為，這個問題本來就不容易一概而論的提出應如何，或不應如何的觀點。凡事都有利弊得失，也許弄清楚自己想要達成的目的，以及對方希望達成的目的，會是評估的第一步。

家長出面能做什麼？

以下，先從孩子在學校出現情緒行為問題之後，被臨時通知要開會討論後續處理的情形來假設。

通常我們家長想要去溝通的目的，不外乎是：

道歉，希望大家多包容。

- 增加同儕或師長對於個案特質的了解。
- 希望獲得公平的對待。
- 避免個案遭受排擠欺負。
- 維繫個案基本人際互動的機會。

但是對於一般兒的家長，這項溝通歷程的期待可能是「道歉」、「確保以後不會再犯」、「追究責任」、「最好是從此離開以免後續的不確定性」……雙方對於彼此之間期待上的差距不可謂之不大。所以，家長出面解決之前要先自問：「你能在現場做些什麼事情？這些事情有沒有人能做得比你有效呢？」

我們就從上述情況，家長本身的期待來討論。

道歉

原則上家長親身致歉最有效，但是請家長保持一個心態「你是因為事件確實造成別人困擾而致歉。」別人沒必要原諒你，你也不應該期待別人一定會原諒你。重點在於你致歉的誠意，至於別人想不想或願不願意原諒都無關於你的誠意，那是別人對於事件的情緒，請維持淡定和誠心的心態。

增加對個案特質的了解

如果家長在發生衝突事件後才親身說明，容易導致旁人產生「家長總是維護小孩子」的印象，這樣子對於事件處理和後續協助的效益可能適得其反。因此在增加對個案特質的了解上，若家長能夠從身邊的資源之中，尋求更適合的人選來協助你達成這項目的，應該可以避免產生偏見。

較適合的資源人士應該是平常穩定接觸孩子的醫生、心理師、社工師或特教輔導人員。由於他們本身的專業立場，加上對於孩子的了解，比較容易在與會者提出質疑時，維持中立地解釋個案的特質和需求。在這邊還是提醒家長，若孩子有需求，還是應該及早尋求專業人員的協助，才不會延誤了積極幫忙孩子的機會。

公平對待、免受欺負、維繫互動的機會

這方面比較像是個案受教權益的爭取。如果今天是家長自己站出來喊著維護權益，偶爾還是會看到有其他的家長也會站出來回嗆：「你的孩子有受教權，我的孩子也有受教權啊，我還有免於恐懼的自由和權利呢！」看起來就是對於咱們孩子一副避之唯恐不及的態度都出現了。若真遇到這種時候，

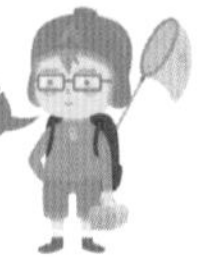

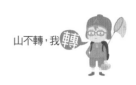

就算我們家長自己說破了嘴皮子在維護受教權益，也只是升高對立的情緒而已。

但是講白一點，在國民教育義務階段的時候，家長必須把孩子送進學校，這是權利也是義務。國家必須讓孩子能有就近入學的機會，所以只要在公立學校之中，學校本身就應該執行零拒絕的政策，接受學區之內的孩子入學。

因此，在這方面如果是學校內部的行政人員，像是主任或校長層級同時與會時，通常立場就還挺得住，不須勞煩咱們家長在行政人員表態之前據理力爭。我們可以先穩住，看看行政人員怎麼看待和應對這些排斥、拒絕的言論。再來決定我們要感謝大家的體諒配合，還是真的要走到「萬一」這一步。

「萬一」，萬一學校的行政高層端出拒絕的姿態，那我們可以再考量是否升高申訴的層級到教育局，請督學或其他官員到校共同開會，讓他們看看學校需要哪些額外的資源才能幫忙孩子繼續學習。但是我還是要提醒，升高抗爭的前提是：「我們的入學立場很穩固，像是戶籍確實、安置會議決議等。而且這個環境還有值得留戀之處，那才值得拚拚看。」

預防重於治療

前面講的都是事件發生後的危機處理，但其實如果家長有能力或時間，不要等孩子在學校出問題了才到校解決。更好的辦法是平常日子之中就能把握和一些同儕家長有聯繫溝通的時機，也許是孩子接送之際的聊天、也許是志工家長的共事、也許是家長學校日的參與認識，甚至是假日組幾組家庭親子共遊的團體互動等等。這些都更適合我們家長親身提供孩子的特質及應對之道，也能和其他家長多多取得相互理解與支持的機會。預防重於治療這件事情，在這裡也是適用的。事前多做一些關係的建立，比事件發生後要重建或修補關係來得重要。

如果學校在入學初期要求家長入班宣導呢？

我的回應還是一樣：「如果有其他專業人員可以做得更好，我們就不一定非要自己做不可。」我們自己提出要求、爭取權益和說明特質，都容易造成旁觀者用有色眼光來衡量整件事情的動機。若家長還是希望能親自參與這個場合，比較折衷的方式可以是由專業人員說明宣導後，家長可以在群體之中回應提問並且提示，或甚至是示範目前已經確知有效的應對方式，以及務必要避免的不當方式。這樣除了可以讓參與宣導活動者知道好的應對模式之外，也能進一步理解到，如果用錯方法而導致事件發生，那責任並非只是孩子單方面的問題。

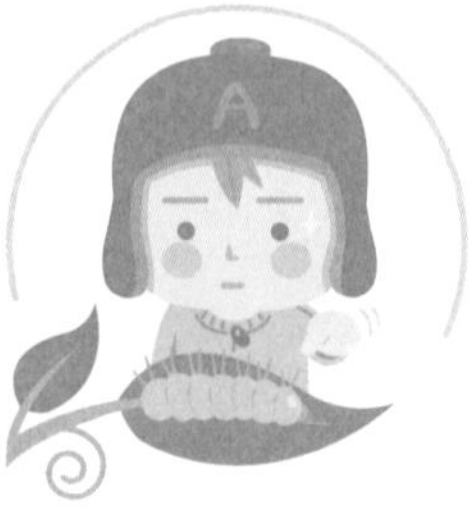

17 孩子愛遲到怎麼辦？

遲到對小孩的「意義」是什麼？是起床後的時間不夠用？還是有其他的可能，像是正好可以躲開討厭的人事物？或者可以得到額外的好處？要知道遲到的真實意義（行為功能）才比較有機會治本，否則跟隨外顯症狀的治標之舉（獎勵準時或懲罰遲到），在執行一段時間之後，必然流於形式上的官樣文章。

了解孩子的行為功能

特教老師表示：「通常初期用治標策略雖較容易看到效果，但也易生反彈；中期要發展出能夠合理達成孩子遲到的目的（得到什麼或躲開什麼），

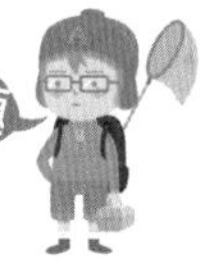

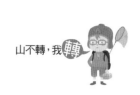

又不會讓大家太困擾的妥協策略；最後再逐步讓孩子的行為表現，從妥協策略往一般期待的方向移動。如果能對孩子遲到與否的環境生態變化知道得更清楚，我們越有機會抓清楚遲到的『行為功能』，也比較不需要和孩子在是否準時到校這件事上，產生意氣之爭。」

比方兒子非常難以接受和旁人近身接觸，若在尖峰時段搭公車上學，通常會和很多陌生人一起擠公車。為了能順利到校，他就選擇搭乘沒有那麼擁擠的離峰時段，所以就會有為了要避開尖峰時段，以至於遲到的現象。

一般老師或家長常用「懲罰遲到」或者「鼓勵準時」，來應對遲到的行為，但是卻不一定能看到孩子在上學歷程中，極力想避免的環境壓力（擁擠的大眾運輸工具）。

但是如果在處理遲到行為的歷程中，能夠關注到孩子在面對擁擠人群的焦慮情緒，很可能大人就比較能接受「稍微遲到」的行為。也就是說，大人比較不會和孩子在「準時與否」的要求上，進行意氣之爭了。

善用記錄檢核表

我針對常常拒學的兒子製作了記錄檢核表，這是在制定完IEP後，用來記錄他的行為是否有漸進式改善，或者是用來比對拒學或遲到的程度是否越來越嚴重的記錄表。當孩子有問題，行為待改善時，這樣的記錄表可以讓問題快速的呈現一目了然。

家長們可以不必拘泥於表格形式，表格的設計是要符合目的性，才能持續的了解孩子遲到的狀況與行為功能。我們可以用下列重點記錄孩子的行為與反應：

- 行為當下與誰在一起
- 行為發生前事件
- 出現的行為反應
- 行為後家長的反應與回覆
- 孩子對此回覆的反應

家長可以藉由此表格了解孩子的行為狀況是進步還是退步，甚至可以慢

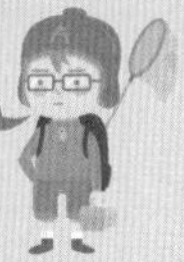

慢的看到原因，是不是因為生病或網路沉癮等導致孩子遲到。

孩子有任何情況都可以用表格記錄，這樣可以幫助家長更容易理解孩子的行為功能，也才能對症下藥。另外，家長們做記錄時，可以考慮是否與孩子共同討論，但一定要讓孩子知道我們希望一同來努力。

備註

請注意，這張表設定的時間是「能在8:20前進入校門」，因為這是和孩子協商的結果。家長應先協商親子、親師的共同目標，而不是依學校規定，那可能會讓孩子拒絕行動。

○○○準時到校生活記錄表

預期目標 能準時到校（能在8：20前進入校門）

記錄時間 ○○年十月廿四日到○○年十月廿八日

	星期一（10/24）	星期二（10/25）	星期三（10/26）	星期四（10/27）	星期五（10/28）
到校時間	7：20	8：20	8：20	13：00	8：20
準時與否	☑	☑	☑	☐	☑

準時請打✓

準時到校記錄表

18 著重優勢之外還要注意什麼？

國高中筆記本中的一欄，我的兒子可以寫入三至四行的筆記（如下頁附圖）。當我看到兒子整齊的筆記本時，直覺反應是覺得兒子好可愛，以後可以從事毫芒雕刻。

但字寫得越來越小的書寫方式，其實背後隱藏著一個「我寫越小別人越覺得我很厲害」、「想隱藏自己寫的內容，不想被別人看見我在寫什麼」的心思。孩子不想被赤裸裸的看見、孩子想隱藏自己的心意，這些我當然給予尊重，但我想跟他溝通這個行為背後的「意義」與所帶來的「危機」。

什麼才是一輩子的事

我跟兒子說：「你的筆記本要怎麼寫我不干涉，但上學、開會寫白板時，你必須把字體寫到讓大家看得到。」兒子答應了，也做到了，因為這個行為代表著「必須跟別人溝通」是很重要的事。

有些人認為我家孩子考試成績很好、有高智商，所以花媽根本無須操心，這是很錯誤的觀念。因為拒學，我家孩子一路從PR九十幾，一度降到七十幾（也就是在一百個孩子中原本領先九十幾個人，後來掉落到領先七十幾個人）……當孩子生活沒有目標、想放棄自己時，身為母親的我擔心到以為得養這個孩子一輩子，不信任孩子到以為他日後會成為一

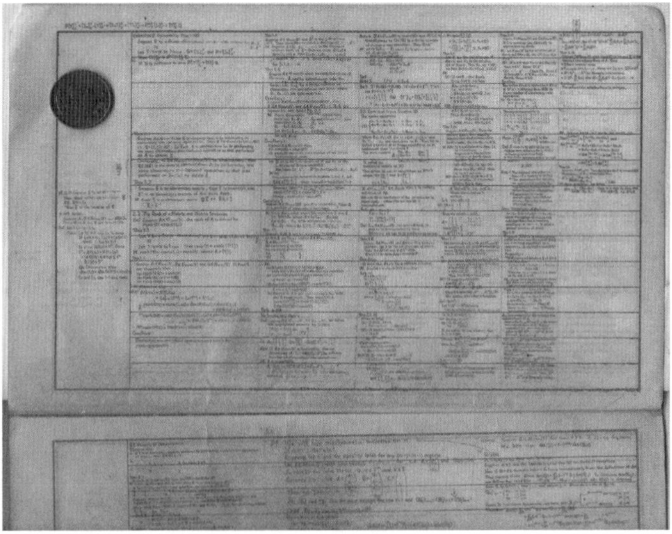

兒子的作業本

個廢人……

我花了很多年面對現實，默默寫下什麼是一輩子的事情？在教養的路上，什麼是一輩子的事情？

獨立養活自己？是。

能不能畢業？不是。

要不要結婚？不是。

學會求助？是。

要不要獨立搬出去住？有朋友支持？好像是又好像不是，沒關係等時間夠了再來應證。

讓孩子漸漸學會與社會溝通

兒子念大學時，常常參加寫程式比賽。校內比賽其實只要有我兒子一人就贏定了，但比賽規定必須三人成組，因此身為母親我一方面為兒子的能力

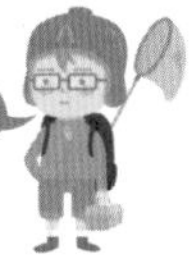

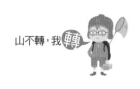

沾沾自喜，一方面跟資源班老師配合：在兒子畢業之前，要讓他自己找到組員，不然就放棄比賽，讓他深知沒有組員的重要性。

前三年的組員都是老師幫忙找的，大四這年的比賽，我們決定不幫他找組員，讓他自己去想辦法。其實到截止報名的前兩天我都很焦慮，因為獎金不低，而且我們已經方法用盡，兒子還是毫無動作。

但到截止報名日那天，兒子回家酷酷的對我說：「我找到兩名組員了。」

我高興到難以言喻，問兒子：「你怎麼做到的？」

兒子說：「我問同學，名字要不要借我用。」

當然，這是很爛的問法，不過孩子就是做到了。先稱讚他：「好厲害！」若想要孩子有更好的說法可以以後再修正。

後來兒子果然拿下第一名，有了獎金獎品。我跟兒子說：「如果沒有同學的幫忙，你就沒辦法組隊拿冠軍，有沒有謝謝你同學？」兒子說他有問同學要不要分獎品，但同學不要，這件事就算暫時了結了。

著重優勢之外，把核心困難降到最低是很重要的課題。難以分組是自閉症的問題核心，但我在孩子的優勢中，慢慢增加他跟別人溝通的能力，現在的我還在努力著……

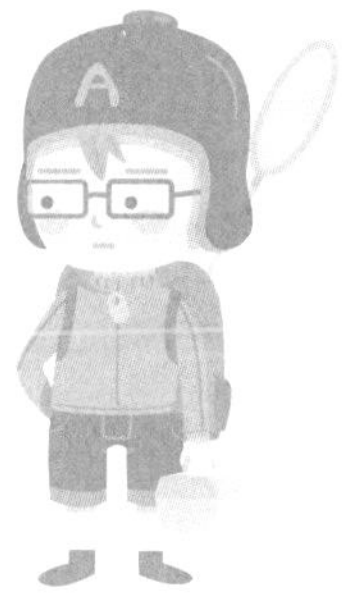

我的誤解，是因為我不懂你

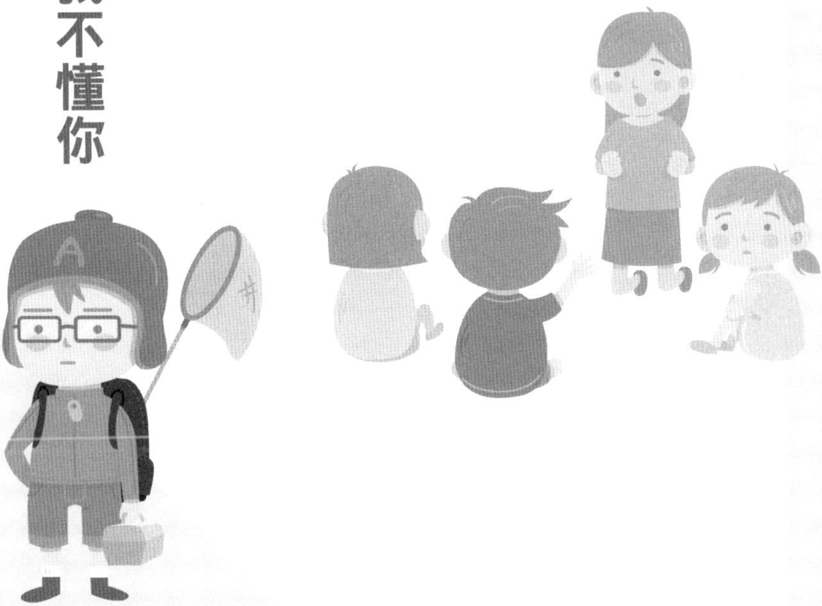

01 教養沒有既定藍圖

常常有人問我很多關於教養孩子的問題，像是孩子學習遇到困難該怎麼辦？孩子不適應環境該怎麼辦？我都不知道該怎麼回答。這狀況到了《當H花媽遇到AS孩子》出版後，我變成所謂的「親子教養」專家時，更讓我覺得尷尬萬分。

不知道你們注意到沒，《當H花媽遇到AS孩子》書名是用「遇到」，而不是教育教養之類的字眼。因為我太隨興了，經常把決定權交給小孩，再討論做法～～哦不！其實也不是討論，而是我就開始講故事了。所以一遇到狀況時，我最常做的就是講自己遇到類似狀況的故事，讓孩子從中領悟道理……

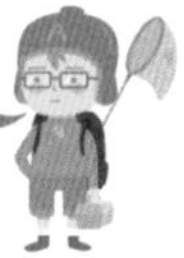

念了五年高中的花媽

我的高中生涯整整念了五年才畢業，這經歷讓我能分享失敗奇蹟跟生命的轉折。我當然沒想過高中會念五年，更甚者，我的整個人生都不在我可以想像的範圍中進行著。我所認識的人中，有人告訴我他的人生控制得很好的，幾乎都是公務員。這好像不錯，但好像也有點乏味。但我沒經歷過規劃好的人生，所以也不確定照著計畫走的人生感覺如何？

大學畢業後，我也沒想過我會在外國定居七年，之後也沒想過會因為意外事故而回台灣陪小孩、進而到學校教書。我有這麼多失敗的經驗，卻常有人認為我有很多成功經驗而問我：「花媽，我該怎麼辦？」

這問題，我很常回答說：「我不知道。」但不知道的背後，我的腦袋裡其實閃過很多「世事難料」的事件，讓我更肯定我是真的「不知道」。

很多人認為我愛書愛看電影所以才來開租書店，以為花媽「從小立志」開租書店。不，不是的，「代誌永遠不是憨人所想的那麼簡單」，沒那麼想當然爾。

人算不如天算

開書店前，我在巨匠電腦教課，因為孩子在校問題層出不窮，常會被校方緊急「扣應」到校處理，也因此有了想開租書店的想法。但參觀過不下十家租書店，也做了獲益分析，覺得做租書店錢太難賺，評估兩個禮拜後放棄。記得我當時笑著說這種工作等「年老色衰、走不動後」再做就好了～

就在決定放棄的半年後，某天下班途中，一台小貨車突然撞過來，我當場膝關節斷掉。接下來經歷插管、輸血、開刀、復健，兩三個月後才開始可以拄著拐杖行走。這場車禍使得我不得不放棄巨匠的工作，這下可真的是「走不動」了，接手弟媳剛開兩個月的板橋國光影音租書店。

頂下這家影音租書店的第一年，生活重點全放在每天持續的復健，當時只是想讓自己還能混口飯吃，並沒有想太多。直到某天我在看店的時候突然看到在小學任教時所教的學生，當時我第一個反應是把頭埋在櫃檯底下躲起來。當學生瞪大眼睛說：「老師，妳怎麼來開漫畫店？」我真的不知道該如何自處，只能呆呆地、羞愧地低聲說：「是阿～欸……欸……」

直到此刻我才知道我有多不認同這家店，問自己「何以淪落至此」……過去多年來我曾隨著夫婿外派到首爾僑居，先生的職稱是支社長，而韓國階級層次分明所以屬下、來往的客戶，看到我都是稱呼「夫人」。回台灣後我連續從事多年教職，當了八年老師。然而，租書店老闆則是一場意外所產生的，我根本還沒準備好要「變成商人」。

把不可能變可能

我從小就愛看漫畫，我也以為自己喜歡開漫畫店。但直到遇到以前的學生才知道，當時的租書店模樣，並不是我想要的租書店，這時我才開始真正規劃我到底想要經營怎樣的店。這一天與學生的偶遇，讓我認真思考我要怎樣經營，才能讓這家店變成我的理想與驕傲！

但夢想是夢想，實際執行卻困難重重。準備的現金幾乎用盡，再加上當時租書店盛行，光我們板橋這家店半徑畫圓五百公尺內就有八家租書店，競爭很厲害。比較小的店經營上比較吃力時就會想關門，我剛開店時也有這個念頭，但我沒想到的是當我坐在店門口淚眼婆娑哭泣著的時候，我們店裡那絕頂美麗的店員居然跟我說：「卓姊，不要哭。妳需要我幫忙的話，我有錢……」

就這樣，店員變成我的合夥人兼救命恩人，她成為這家租書店的店長。神奇吧！這位號稱全花蝶租書店最美麗的店長還是我生命中最重要的人之一。

轉機就在轉角處

看到這樣難以預料的事件，常常都讓我不知道要怎麼樣給別人建議才好。當別人問我怎麼教小孩，我常常回答說：「其實我也不知道。」畢竟當事人會為自己努力想出他所知道、可以承受的方法。又或者，很多事情都不是「想」出來的，而是冥冥之中會有一條路出現。

如果，現在沒有答案，也不急著馬上解決，或許那個轉機很快就會出現！

02 孩子，為什麼不想上學？

當我的孩子拒學以後，我拚命想該如何跟孩子溝通「不想上學」這件事，才想起來自己也曾經在高一時拒學。所以，當我要規勸孩子的時候，我可以同理他的心情，沒有跟孩子講什麼念書前途有多重要的大道理，而是開始跟孩子分享我自己拒學的故事。

不想上學的真正原因

我念的是高商，因為非常不會算帳，再加上手眼協調不佳，回想起珠算課時還是覺得壓力頗大。如果不是四十多歲時確認我有手眼協調不佳的問題，恐怕絞盡腦汁也無法知道自己為什麼家政課總是打毛線打成亂麻、童軍繩老打死結這類鳥事。

但十六歲的女孩懂什麼呢？在那成績至上的年代，如果在學校功課不佳，幾乎就不會被老師認同，甚至因為家中經濟困窘而被嘲笑，校外教學還被屏除在外。

當時在我眼中的導師分明笑裡藏刀，我把感受告訴同學，同學卻告訴我「真的嗎？老師真的是妳說的那樣嗎？不會吧～」接著同學跟我隔離，教室裡的空氣悶熱且潮濕……我感到孤單、委屈、憤怒……

當時毫無處理能力的高中孩子，能抗拒體制的做法就是欺瞞！念完高一，我有好多科目都不及格，包括我很喜歡的數學科都毀了。

暑假過完，一開始我假裝繼續到校上學，實則在外面遊蕩。記得在公車上偶爾有大人會問我：「孩子，妳怎麼這時間還在公車上？」我還得想理由搪塞過去。但約莫過了三、四天吧，就被母親發現了。怎麼發現的呢？原因很好笑，我媽問我：「開學了，妳怎麼還沒有繳學費？」我才哭著跟我媽說，我實在念不下去了。我母親沒多說什麼，只要求我去學校辦休學。休學了一年，然後又在母親積極處理下復學。

人際關係才是關鍵

但我復學後才發現，不僅原班同學變成我的學姐了，且原來的導師也在同一條走廊，更要命的是新班級的同學已經彼此熟識，而我是個冒失的入侵者。

我從小就是個冒失鬼，在開學日選舉班級幹部時，決定要用最快的速度認識新班級的同學。就在選完班長、副班長、風紀、學藝後，我很勇敢的舉起右手告訴全班：「我是新轉來的同學，我的名字叫卓惠珠，我自願要當服務股長。」我想這方法肯定可以讓我快速的認識班上所有同學的名字。

我沒想到的是，在那個年代，這樣的行為完全被當成「怪物」、「異類」，甚至可能被當成精神病患。同學們用異樣的眼光看著我，然後提名了另一個同學，並且選她為服務股長。當時我並沒有面臨多少尷尬的處境，因為善良的導師很快就決定說：「卓惠珠那妳就當副服務股長好了。」

於是，我當了副服務股長。接下來的命運用「腳頭趺」（台語）想也知道，我整整打掃了一個學期，我也真的在最短的時間內，叫出全班每個同學的名字。只是我沒有一個知心的朋友，我暗暗下定決心要離開這個討厭且不友善的環境……

有勇氣逃避，更要有勇氣重建

我暗暗準備隔年的轉學考，只是這回我要離開，並沒有告知任何人。沒告知是怕沒考上，怕被人笑……

當時我唯一選擇的學校是北市商，這所學校後來更名為士林高商。我選擇轉到這所學校的唯一理由是：「我姐姐在這裡，我不孤單」。

至今我仍很難忘記休學期間，搭公車看到學生或老師們時的羞愧感，但這個羞愧感，讓我產生了極大的動力。我每天都好像念經一樣，一直對自己說：「一定要考上，一定要離開。」我的努力果真讓我離開了那所學校……在二百六十五分之三的錄取率下，大家一定會想問我怎麼這麼厲害是吧？這麼難考、錄取率這麼低的狀況，我居然考上了。

但其實並沒有那麼難考，因為我運氣好到難以相信。我的數學成績向來有一定程度，但是英文一塌糊塗，每次考試我都直接放棄英文。這次考試我念了國文、算了數學，原本打算同樣把英文放棄，可是這次轉學考試的英文題目居然一大半是我學期末的英文考題。真的，只有英文的題目出現考古題，而這千載難逢的機會居然被我遇到了。老天爺聽到我的祈求，我終於離開了這個討厭的環境。

後來我讀到《牧羊少年奇幻之旅》這本書時，真心的感受「當你真心渴望某樣東西時，整個宇宙都會聯合起來幫助你完成」的心情。這次經驗讓我也學會「不輕言」逃避，因為除了我知道我想回校讀書外，也學到了逃避後的重建需要花更大的力氣！

讓亞斯伯格孩子回歸校園

我的孩子也拒學，雖然亞斯孩子拒學的原因，比我們一般人複雜許多，但解決的方法基本上是一致的。畢竟正常孩子也會因為恐懼考試、被恐嚇等各種各樣的問題拒學。

找出不想上學的原因是因為：人際關係？課業壓力？師長？學習態度？甚至是單純的某個卡住的原因？找到令他抗拒的原因，就能找到可激勵他回學校的動力。

我的孩子從小學開始拒學，但我們在學校導師、輔導老師、心理師、學校行政單位全力且長期配合下，孩子回歸學校。這次他「自己」知道，為什麼要去上學，會遇到怎樣的困境，學會在遇到困境時向家長向老師求救，他知道「自己」必須開始努力點什麼，才會有收穫……

他現在已經大學畢業在職場上工作了，有明確的努力目標。而我做的，就是與他分享自己的故事，告訴他我曾經遇到困難，並且這麼走過來了。

哈哈！我這種年紀的媽媽，有拒學經驗是件挺酷的事吧！

03 討厭的科目

對亞斯小孩來說，這是相當常見的現象，對某科目拿手，對其他的科目都很排斥，而我們其實也可以從「自己」找到一樣的例子，所以就來說一下我和英文的故事吧。

學英文是不是很重要？對大部分的人來說這是一個蠢問題，「廢話，當然重要啊！」甚至，大部分的人還會補上一句「這還要問嗎？」但我就是不喜歡英文，不過我找到了另一個方法來解決它。

從「討厭」變成「接受」

在我的年代，從國小畢業後才開始進補習班學二十六個英文字母，進了國中才開始學打招呼這種簡單的短句。大家都說英文很重要，可是我就是討厭英文，我信誓旦旦地跟很多人說我以後都不要出國就好了，英文不好沒什麼了不起。

我家其他兄弟姐妹念書的成績也很極端，選擇科系也都看自己高興，從沒想過以後要靠念的科系吃飯什麼的。父母對我們求學的態度很自由，從沒干涉過。除了德行，其餘的從來都不要求。甚至我的功課排名，比升降機起落還誇張，可以期中考前三名，期末考末三名，而父母只是一笑置之。

我不記得自己高中英文聯考考幾分，但是記得我妹妹（現職日文譯者兼講師）的高中英文考了滿分。參加聯考，我向來是靠著國文跟數學拿分數的，英文會自然掠過。但是我們的兄弟姊妹感情一向不錯，我考大學的時候也放棄英文只念別的科目。然而，到考試前幾天我妹妹告訴我，反正我閒著沒事幹，無聊到看電視，她想寫一篇英文作文讓我背誦。我一向也不聽人勸，但那時可能是太閒了，也可能是哪根筋錯亂了，我居然聽話的背了我妹寫給我背的這篇名為「My grandfather」的英文作文，這次背誦讓我無意間學會了幾個基本句型。

結果進考場一看到英文題目，我感覺像中了樂透，因為題目是「寫一個你最懷念的人，為什麼？」題目幾乎完全吻合我背的內容，我這才感覺到我妹妹用了好幾個行為策略，讓我不知不覺地接受了我向來不在乎的東西。

最後英文成績出來十二．二二，比我過去模擬考考出的個位分數實在好太多了。年輕的朋友可能不知道，一分可能影響一個科系的排名，甚至落榜。這一生我大概只認真念過這篇英文作文，也只學會那幾句基本句型。然而，這次我接受妹妹的勸告，讓我矇到了想念的學校。

對英文，只能裝聾作啞

可是我很快就感受到「鐵齒」這件事真的會發生。一結婚就陪著夫婿外派到韓國工作，外商、外交官、甚至韓國人，他們一知道我是外國人，都對著我講英文。剛開始我羞愧，接著裝聾作啞，但是六個月以後我就開始說簡單的韓文了，到後來大家都只記得我會講韓文，而不太記得我的英文一塌糊塗。最後甚至於他們要在韓國購物，常會帶著我當翻譯，因為在韓國生活，韓文比英文好用多了。

我想要表達的是很多人都覺得這個很重要那個很重要，英文的重要性得到壓倒性的認同。我當然也知道英文很重要，但是我並沒有辦法清楚地知道為什麼學習英文對我來說有那麼大的困難，我也不懂為什麼學英文對我來說有這麼大的障礙。還好，相對於學習英文，學習韓文對我來說卻簡單得多了。

教孩子學會轉彎，找出優勢

因為討厭英文，所以我很少告訴孩子「英文很重要」、「數學很重要」之類的話。因為就我自身的經驗來說遇到困難我會轉彎，尋找自己的優勢用最快的方法解決生活的困難。

英文好的確很有優勢，但是英文考試成績好，絕對不是生命中最重要的事。避開弱點尋找其他優勢，學習出取代的能力，相形之下更重要不是嗎？

常常有人問我，孩子的功課要怎麼教才會有好成績？我都會清楚明白的告訴他們，我沒教過孩子怎麼考試，也沒告訴過他們那些科目很重要，非要怎樣不可。

但我有提過我的期待，我希望以後有機會一起到英語系國家玩的時候，他們能協助我讓我通行無阻。我也跟他們提過，我很希望有一天能跟他們談談「紅樓夢」的人物。我說出我的期待，但期待不是命令也不是要求。

從喜歡的點開始學習

最後，回到學英文真的很重要嗎？當然很重要啊～如果我英文成績好一點，我可以選擇更多我想要念的科系，可以聽懂我想要理解的外語影片，但我始終沒學好，我就是卡住了。當需要教孩子花時間在討厭的科目時，我都會用自身遺憾的例子來告訴他們，希望他們可以不要重蹈覆轍。

但是幾十年下來，我的英文閱讀能力有進步是拜電腦之賜，我喜歡電腦程式語言，所以強迫自己多認識幾個單字。還有，拜韓文外來語之賜，我用韓文反而學會一些英文句子。從喜歡的點去學習，我真的有稍稍克服菜英文的厭惡了～～

學英文真的很重要，可是我討厭英文，那就繼續用我喜歡的電腦跟韓國語，用一加一學習的方式，繼續歪打正著學英文吧！

04 年紀太大不適合讀書？

幾年前，有對高功能自閉的母子來店裡找我，說孩子因為在學校被霸凌，不得已只好休學。隔年媽媽希望他回學校就讀，可是讀了幾週後，他覺得自己年紀比同班同學大，回去學校很丟臉，痛苦不堪所以又休學了。

我跟這對母子講了個我朋友的真實故事，儘管故事中的主角並不是亞斯，但我用這個故事告訴他：「對我來說年紀很大還願意就學和閱讀，甚至把學業完成拿到文憑，是一件很了不起的事情。」

念書，隨心所欲

我有個朋友在念大學時，大概是精神狀況不好，被強制就醫了之類。因為感覺是很令人傷心的往事，所以我沒問過任何細節。

我約略知道他的父母跟兄弟姊妹都有非常傲人的學歷，獨獨他是念私立大學，在校成績也不好，只知道他後來仍混畢業了。再見到他時，那時他已經在美國念了幾個月的藝術治療，但因為把自己賺來的錢都花完了，所以沒有完成學業就回台灣。

回台灣後為了賺錢，在印刷廠上班的他常常一天工作十小時。這時的他老穿寬鬆舒服的T-shirt、蹬著夾腳拖，每根手指頭，都殘留著黑黑的墨痕。雖然外表如此，但跟他對談時，總是可以聽到他用著愉快、輕鬆的口氣，表達對時事生活尖銳的觀察與敏銳的評論。反應極慢的我總是要在幾秒後才聽出當中的幽默，接著大笑不已。那時我看到他身體和心靈間極大的落差。

他在工廠大約工作了兩年，大概也存夠了錢，突然告訴我他要去考大學。我笑著看著他，對於一個已經大學畢業，甚至念過一學期研究所的人來說，居然要「降格」去考大學？這非常打破我固有的思維，居然不是要考研究所？實在是太有趣了。

這一年他考上台北大學進修部公共行政系，但考上了卻決定不要念。基於跟他的情誼，我笑笑的也沒說什麼，但腦袋卻想說你又來了，又是這麼的隨性，這麼愛把考試當挑戰。盯著他明亮慧黠的眼，我想這傢伙的腦袋迴路一定異於常人。

繼續在印刷廠工作的他，隔一年又考上了台北某國立大學研究所假日班。我真的很開心，因為這是他非常想念的圖文所，在過去幾年中，常聽他提到這個系所未來的期待。但我沒想到的是他居然在半工半讀一年之後，又突然說他要到韓國去交換學生學習韓文。

這個時候我腦袋裡面想的是，他的母親到底是怎麼陪伴孩子的？養到這麼隨心所欲的孩子，身為他的家長到底該怎麼辦呢？面對一層一層艱難的挑戰，母親是哭泣？是接納？是坦然？是淡定？我非常難以想像。也因為看見這些艱難，當我看到他的母親時，我即便有滿腹疑慮，仍然什麼話也問不出口。

又過了半年，他突然從首爾回台，告訴我他想要參加公職考試：「反正考考看嘛！有考有機會，沒考沒機會。」這時候我腦袋裡面浮現有次我們之間的對話。他說：「好奇怪喔，明明考試考60分就可以及格了，為什麼有人要花那麼多時間浪費在課本上。」

這一次他考上公職，有了鐵飯碗，也繼續半工半讀把圖文所念完。

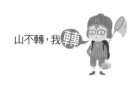

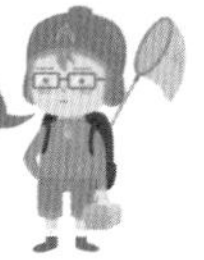

前後七八年，他研究所碩士學位拿到了，韓文後來也花錢在台灣的補習班學會了，目前也在公家單位任職。最最有趣的是他的求學生涯，到此還沒結束～

去年（這時他應該年近四十歲了），我受邀到北部一所國立大學進修部演講的時候，居然在該校遇到他，我驚訝到花了好長的時間才有辦法說出一句話：

「你，你，你怎麼會在這裡？」

「我來這裡念書啊？念法律，念兩年了。」

「啊？你會想繼續念完嗎？」

「會吧，還蠻好玩的。」

他四十歲了，正在念大學三年級，又補上一句：「我正在等退休！」

這個朋友又頂著碩士學歷「降格」去念大學，他的求學歷程不但所學範圍廣泛，層級也跳來跳去，完全不符合一般人印象中念書的既定進程，真是隨心所欲到妙不可言。

學習不是為了文憑

我把故事分享給這位休學了兩年的亞斯孩子，告訴他：「年紀大小不是重點，重點是想要學習的目標何在？」我還告訴他有幾個他認識的人，也是同時念了好幾所大學或研究所的亞斯伯格哥哥姐姐。

其實，對許多亞斯來說，念書這件事與學歷文憑不一定有絕對關係，而是跟他們喜歡鑽研知識有很大的關係。所以不論任何年紀，都很有可能出現在大學校園裡！

孩子聽完故事，頓時眼睛發亮，覺得能這樣「隨心所欲」的人真是太酷了！隔年，這孩子也在18歲時進入某國立高中的進修部就讀，最近他跟我說：「進修部的哥哥姐姐叔叔阿姨們，都對我很友善。我想要考大學，也想要交女朋友。」

想讀書就讀書，念到視茫茫髮蒼蒼齒牙動搖也很了不起，是吧？同時間，我跟這孩子一起笑得牙齒都露出來了。

05不用到處「叫人」，但要懂得介紹「自己」

我家兒子二十多年來，幾乎都不跟人主動打招呼，更別說自我介紹了。不知道他有輕度自閉診斷者，常覺得他沒禮貌。但我覺得打招呼這件事情並不容易，不但要觀察對方是誰，還要觀察當下的環境。對於有人際社會溝通障礙的泛自閉孩子來說，這些做起來真的太複雜，所以是否要加強兒子這方面的教育，我真的困惑很久。

到底該怎麼跟孩子溝通，讓他有辦法面對一生中難以數計的「自我介紹」呢？我不能告訴你該怎麼辦，只能分享自身經驗。

身分不同，「稱謂」就不相同

上學後，每隔一陣子就免不了自我介紹。但不管我怎麼介紹自己，會有什麼名稱出現彷彿都不是由我自己決定的。

比方說小學時期，我胖嘟嘟的所以「惠珠」的諧音「肥豬」跟著我很多年。我很不喜歡這個外號，所以念國中就準備好脫離這個外號，主動想好應戰對策。開學自我介紹就清唱鳳飛飛的《巧合》，除了炫耀自己的歌喉，也因為歌詞裡「世上的人兒這樣多，你卻碰到我……」更明暗示我們美麗的相遇。結果策略成功，國中三年我沒有任何外號，就只當「卓惠珠」。

但好景不常，到高中時突然有人開始叫我「卓ㄟ」，為什麼呢？

因為有位電視演員「卓勝利」爆紅，他在戲裡名叫「卓ㄟ」，所以不只是我變成「卓ㄟ」了，恐怕全台灣姓卓的，全數都被叫成「卓ㄟ」了。真的，我爸爸跟我家四個小孩不分男女老少，在那幾年通通都有一樣的外號。

進大學時，因為我高中念了五年。年紀比同班同學稍長，又一副大姐頭的樣子，所以同學本來想叫我大姐。但因為我在家裡行二，聽不慣大姐，所以請同學稱我「二姐」。到現在大學同學見面開同學會時，他們都還是叫我「二姐」。（江蕙小姐，本人被稱為二姐的歷史，應該跟妳差不多吧！）結婚後我變成黃太太，在韓國因為我先生位居支社長，所以我被「尊」稱為「夫人」，生了老大，變成○○媽媽，生了老二又變成千綾媽媽。

後來我在板橋國光路上開了影音租書店，大部分的時間我被稱為「店長」、「老闆」，直到有一次網聚在我的店舉行，有網友很熱情的租書，但他在外縣市沒辦法親自還書，所以用郵寄包裹的方式還書，收件人上寫「花老闆收」，這名稱可愛到讓我大笑不止。因為我開的店名字叫「花蝶」，這位網友才決定叫我花老闆，我非常喜歡這個可愛的稱謂，所以後來對外把花老闆當作網路名稱，因為名稱響亮好記，所以那時候書友都叫我花老闆。

近幾年我在「幫助高功能自閉與亞斯伯格」臉書上活躍著，在租書店出沒的泛自閉家長主動把我的稱謂由「花老闆」改為「花媽」，我覺得跟胖胖積極的陳菊性格年齡都接近，又有《我們這一家》漫畫花媽的FU，所以欣然接受。

我的朋友、學生、網友人數眾多，多到我常常得找出某些社交辭令，免得讓對方感受我忘了他的尷尬。很幸運的是，當我的稱號有這麼多的時候，每個名字都幫我過篩了不必要的環境與細節。叫我花老闆的人一定跟租書店店務相關；稱我花媽的大多跟泛自閉族群有關。這樣的分類對我來說，是種便利。數十年來不管在那個環境中，大家想要怎麼稱呼我，常都出乎我意料之外。

稱謂和人際關係讓自閉症孩子「卡」住了

但我直到孩子就診以後，才知道這樣複雜的稱謂和人際關係對自閉症的孩子有多困難。

哥哥在學齡前念韓國幼稚園，他會聽說讀寫韓文。韓國教育非常重視禮儀，每天我送他去幼兒園的時候，哥哥都會九十度彎腰鞠躬對我說再見，也跟老師說早安。下午離園，又是九十度彎腰鞠躬，對老師說再見。

奇怪的是，回到台灣念國小以後，他變成不打招呼的小孩。我娘家爸爸為此非常生氣，認為我沒有教小孩。我好幾度罵了兒子「為什麼不叫阿公？」、「你這樣很沒有禮貌欸！」、「你沒禮貌還害我被罵！」甚至哭著說「你到底要我怎麼講你才會聽？」

這個「沒禮貌」的謎團到哥哥中年級時才解開。

那一天，我跟娘家妹妹聊天，兒子走進我身邊，我問：「怎麼不叫人？」孩子喜歡小阿姨，會跟他討論日文，平時他是會叫阿姨的，不知道為什麼此時又不叫了。

兒子說：「因為她站在妳旁邊，我不知道要叫她『阿姨好』還是『妳妹妹好』。」

到此時我才恍然大悟，原來區分「阿姨」和「妳妹妹」對他來說是困難的。這一年兒子還沒確診輕度自閉症，但這樣的表達，已經讓我知道「孩子不是故意的」，他是「不能」並不是「不願」。往後我得要分辨清楚「不能」或「不願」才能夠協助他。

我沒學過多少學理，但此時此刻我的感受是「這是自閉症的根本核心障礙之一」，中重度自閉症的孩子「你我他」的反轉有困難。當你跟他說：「你拿來。」的時候，有嚴重自閉障礙的孩子會跟著說：「你拿來。」教育他們的時候，需要有個影子老師在背後教導他正確的說法。

這件事讓我知道我的孩子也有此障礙，但程度很淺，之後幾年我也確實看到有些輕度自閉的孩子跟我的孩子一樣有同樣的困難。

化「主動」為「被動」

我家孩子小五才確診。在韓國時表現異常，韓國老師會以為這是台灣家庭的習慣不同。剛回台灣時，老師會誤以為他是還沒熟悉台灣的習慣，包括我都沒有太正視他不肯自我介紹的問題。

小學說話課自我介紹，他直接站在講台上當機不發一語，國中高中時也沒太大差別。我們教他用背誦的方式，但是非他自己想出的解決方式他都不接受，直到念大學他「忽然」找到一個「萬用方式」處理這個天大的困難。

有次自我介紹時他突然「開放台下發問」，然後「選擇解答或不解答」。這一招開啟他和其他人的互動。主動跟他人溝通本來就是自閉症的核心困難之一，從「接受被動」發問開始，確實也是個方法，當然希望大家有更多方法提供出來讓更多人受益。

至於兒子為什麼在韓國可以有禮貌的說早安、午安、晚安呢？很簡單，因為在韓文中這些都一樣，通通叫做「安紐哈誰悠～」而且不分對象，這跟台灣的「你好」類似。韓文中對媽媽、叔叔、阿公、老師都可以不必加上稱謂，通通都說「安紐哈誰悠～」沒有親疏遠近的問題。而中文正好相反，我們可以不必說「你好」，卻得叫出每個人的稱謂，但是稱謂又多又複雜以致於對孩子來說太困難、無法表達，他不是不肯叫，而是不知道該怎麼稱呼對方。

學著用自己的方式去適應

回到一開始的問題：「怎麼稱呼、怎麼叫人是不是很重要？」大家可以各有看法。我自己環境應變能力不錯，不會被隨意衍生的綽號困擾。但兒子對此確實是有障礙，所以我不花太多時間去補強，比起主動打招呼，被動式的回答問題，對我家孩子來說好像比較能夠與人對應。

我曾經看過一篇文章談到德國爸媽的教育方式是「不用到處『叫人』，但要懂得介紹『自己』。」我想我的孩子至少是懂得「做自己」的。因為就在這一天，他突然找到自我介紹的方法了，應觀眾需求「開放問答」，這方式還滿受歡迎且容易被記住哦！

06 失戀的亞斯男

我經營亞斯青年社團已經四年多了。而最近一、兩年大家開始互相熟悉，一些私密議題才開始呈現。我開始接收到青年私訊問我他們的情感困惑……

一般人談分手已經相當不容易，對堅定到固執程度的亞斯男孩來說，更是難以擺脫的陰影，所以我們做了非常多的努力。我參與到的過程是這樣的：

追追追！Running Man

亞斯青年失戀了兩個禮拜，吃不下睡不著，放不下這段戀情。失戀後開始在放學後追蹤前女友跟她的新男友，而且是上學期間、連續兩個禮拜、禮拜一至禮拜五每天三小時的追蹤。我們怕他陷入過深，發生衝動失誤，於是我們幾個大人，也就是花媽我跟支援亞斯青年社團的黃心理師，在他的求助下，開始跟他討論，幫助他脫離失戀的陰霾。

心理師的建議是從減少追蹤天數開始，建議一個禮拜追逐三天就好，剩下兩天因為青年正在關心愛情議題，所以就讓他看兩性愛情的電影，希望他從中發表他的感想。「失戀三十三天」是開出的第一支DVD片單，我們希望他能像片中主角一樣，三十三天內結束失戀陣痛期。

接著，這位亞斯青年一個禮拜都沒發訊息給我，隔週我們見面，我追問他的追蹤進展。我問他：「上禮拜你追了幾天？」

「一天。」

「一天？你怎麼這麼厲害？你怎麼做到的？」我真的很驚嚇，對於很專情的亞斯孩子能夠如此提得起放得下，我真的很想知道他怎麼做得到。

「我就偷偷的跟著他們到公車站啊。他們一上車，公車發動我就開始跑，跑到下一站，我就能再看到那女生一眼……」他說。

「啊？一直追著公車跑？」

「對啊！不然被他們發現怎麼辦？」

好，不錯，還知道不該被發現。看過韓國運動競技節目「Running Man」的朋友可能都知道，人跟公車賽跑，人可以跑贏公車這檔事吧？因為公車會遇到紅綠燈，而且人類可以走捷徑。所以亞斯青年追到下一站，又看了前女友一眼。

我想像這男孩狂奔的畫面，憋住笑接著問他：「然後呢？」

「然後我就看著他們兩個聊得好開心，然後繼續追到下一站……」他準備描述下一站的追跑細節，我擋住沒讓他說。

「不是，我所謂的『然後』是問你第二天怎麼做到沒有去追蹤他們的？」心想，原來我的問法有問題。我的然後是要問他隔天的狀態，而他誤以為然後是問他下一站怎麼追，不夠直截了當，以至於讓孩子誤以為我在關心追蹤後的狀態，我趕快把問題拉回核心。

「啊？第二天我有追啊～可是我沒追到！」

啥咪？原來又是一場誤解。「追逐三天」是一種不清楚的表態，「追逐」還要釐清楚分為「有追到」跟「沒追到」……

我只好趁著這次事件的發生，趕緊跟孩子釐清之後的目標是「不去追」。只要有追，不管有追到沒追到都算「有追」。我又再度確認他真的明白了，於是再跟他約法三天。

向後轉……人生換個角度看

到約定的那一天，這孩子上人際互動社交技巧課程時，其他高中孩子也用了一個多小時，提供了很多方法希望能幫他脫離失戀之苦。

「下個女人會更好」、「好馬不吃回頭草」，一片成語聲中，我聽到某個孩子的提議是：「下次他們（前女友和她的新男友）一上車，公車發動你就開始往反方向跑，這樣你就會離他們越來越遠……」

這個提議讓我忍不住衝出教室大笑，免得干擾到同學們……

又過了兩天，我已經聽青年的母親述說青年的努力有了成果。

那個禮拜一，北部下超級豪大雨，亞斯青年看著前女友和新男友共持一把傘的背影，雙雙離去。他想，我不能再辜負朋友、家人、師長對我的期望，我不能再追蹤他們了，我得聽朋友的勸向後轉。所以他居然真的聽了那個不可置信的建議向後轉了，在大雨中淋雨走了一、兩個小時從學校走回家。也因為淋雨，隔天感冒發燒而請假沒上學，當然隔天也沒追……

禮拜一、二、三都沒追，禮拜四則因為同班同學跟他說：「咱們男子漢大丈夫，不要在乎那種爛女人！」沒想到這時前女友跟新男友正在旁邊，新男友跟青年的同班同學約定禮拜五單挑，所以禮拜四沒追。

禮拜五一早就被教官發現「可能會發生鬥毆事件」，而通通被叫到教官室去處理紛爭了，所以禮拜五也沒追。

也就是說這位亞斯青年整整五天，通通沒有追蹤前女友，他已經做到沒有追蹤了，可是他自己卻不知道他已經做到合乎一般人「五天沒有追蹤」的規則，因為這次一起上人際互動課程的同學問的是「你還有沒有想你女朋友」，不是問「你上個禮拜有沒有追？」所以他回答給朋友的是：「對不起。」

他卡在心裡還想著前女友的不安之中，可這個回答讓大家誤以為他沒有達成目標。

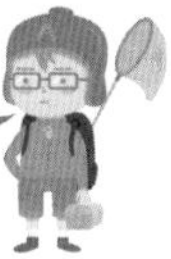

與亞斯孩子的說話之道

這個屬於亞斯的失戀三十三天事件，給我很多啟發。我學習到跟亞斯孩子的討論要很精準，所以，跟他們溝通要花的時間很多。身邊的主要照顧者要釐清他們的問題，盡可能多學習幾種助人技巧，即便無法習得這些技巧，至少從信任他們肯努力、肯承擔開始，不要輕易覺得他們是故意不為。只要這樣，就能減少很多人際互動溝通紛爭。

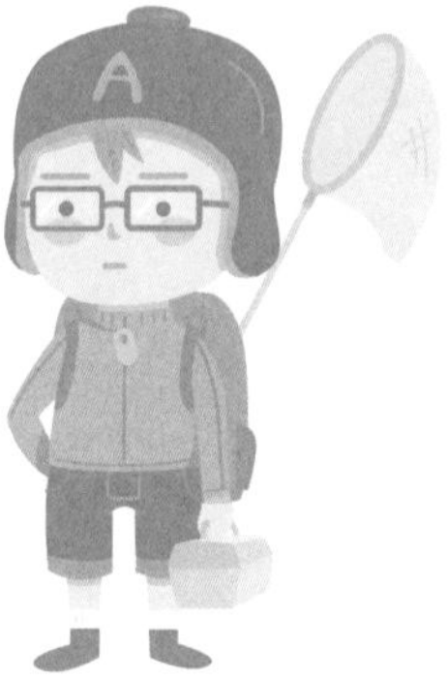

其實，我們都還在學習……

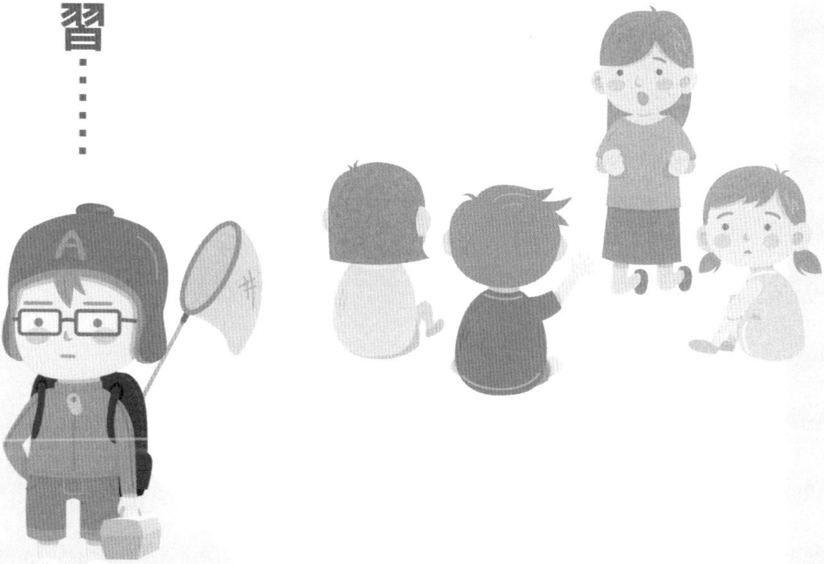

01 親師間的爭執，可以換個方式來解決

不論是否為亞斯家庭，「親師糾紛」都是家長常常會提出的問題。家長把小孩送到學校去，都會希望老師好好教導自己的孩子，但在教導過程之中，難免會有衝突產生，不論是形式上或是觀念上。我常聽到家長在遇到跟老師的衝突時，會想要「以牙還牙，加倍奉還」的氣憤。早期我也有這樣的情緒，非常想反擊，但當然效果不彰。有些家長甚至說：「人質（自己的孩子）在老師手上，我還能怎麼辦？」

這時，我就分享自己租書店中，孩子遲還書，家長來討價還價的例子給他們聽。

換個角度想想看

一開始，我們對於不還書的客人有SOP通知流程。

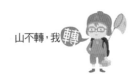

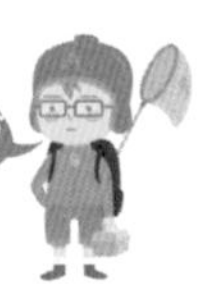

逾期第一天，系統每天發E-mail通知當事人；第三天開始發簡訊通知，一方面是避免打擾客人上班上課，另外也是為了能確認對方有收到通知；若對方還是沒還書，逾期第五天我們就開始打市內電話通知……

若是孩子遲還，大部分的家長都會帶著孩子來還書並且說聲：「對不起，逾期這麼多天。」或者親自幫孩子還書，說明逾期理由。

但偶爾會遇媽媽討價還價說：「這麼貴，能不能算便宜一點？」、「我永遠不讓孩子借書了。」甚至是責備地說：「我小孩說你們沒有跟他講什麼時候還？」、「罰金這麼貴？我去消基會告你們。」面對這樣的家長，我心裡總覺得惋惜。幾十塊錢逾期金可以教育孩子「守時」、「守規矩」，甚至感受到準時還書就不必繳交罰款的好處，這樣的教育金算是便宜的。

遇到借走一大堆書還惡意不還的累犯，超過一個月不還書，早期我都會發存證信函通知。存證不理會，為了「伸張正義」，最後我會上法院處理。但我後來都僅止於發送存證信函警告為止，不再上法院提告了。為什麼呢？我不是姑息養奸，而是我不想留存負面情緒，更想把我的時間用在更美好的人身上。

計較不會讓自己更好受

我告訴家長們不要把怨懟的情緒，用在那些跟你非親非故，卻願意善待孩子的老師身上吧！於是我又舉了這個例子：

幾年前板橋國光路無預警被圍路時，為了拯救整個國光路日益掉落的業績，我發起了「尋找一元商品好康等著你」活動，想讓原有的顧客們願意繞遠路回到國光路，眷顧這條街道的生意。因為附近的店家都不擅長使用網路，所以我挨家挨戶去幫這些店家拍照、寫介紹文宣傳，辦這個活動時因為整合了十幾家店，所以遇到各式各樣的挑戰。參與其中的某家便當店，提供了好幾個便當供抽獎使用，但因為十天連續的活動中獎品高達百份，所以忙中有錯，我們多送出了一份排骨便當兌換券，以至於當客人到該便當店兌換便當時受了委屈，後來我們直接付現金給該名客人。

當時我非常憤怒，認為只不過一個便當，便當店大可以直接送給客人，事後再跟我拿錢就好，不該讓客人受氣。

氣憤難平的我當場要求全店店員不准再到這家店買便當，我的家人從那天起也被我限制。我的店員跟家人平均每個禮拜在這家店買大約二、三十個便當，我想著：「既然你為了一個便當跟我計較，那我就讓你損失更大……」

轉個念頭，世界更美好

這場報復行動持續了幾個月，但與人交惡不是我喜歡的處理方式，所以我心裡一直覺得很不舒服。事隔幾個月，我在租書店的臉書上看到網友留言說：

「從板橋店開幕就加入會員～到現在應該也快十年了吧！服務越來越好、越來越多元，品質也只有上升，從來沒有下滑過。還記得讓我印象最深刻的一次，就是搶購一元商品的時候，合作店家誤解了提供優惠的方式與期限，以致於小弟無法兌換商品（排骨飯），其實我心裡想說反正是撿到的好康，沒了也沒關係。雖然心裡還是期待著可能有些許的補償，但我以為大概只是讓我免費租幾本書吧，沒想到老闆立刻拿出六十五元（排骨飯原價）給我，要我直接去買排骨飯！老闆對於顧客的誠信、服務態度都讓我相當佩服！祝板橋店的業績蒸蒸日上，不會被施工中的道路所影響！」收到這個讚美，我高興之餘突然發現一個事實：那就是不僅是便當店老闆為了一個便當生氣，連我也因為一個便當在計較。為了一個便當生氣大半年實在是可笑至極！再轉念一想，便當店老闆雖然不了解主辦者的辛勞，但也付出了好幾個便當呢！念頭一轉，心裡的陰霾豁然開解，但因為大半年互不往來，我開始躊躇不知道要怎麼跨進他們店裡買便當……

我思考了整整三天才鼓起勇氣，正要跨進去便當店時，沒想到老闆娘立刻發出熱絡急切的聲音說：「頭家娘，妳要啥咪便當？我嘎妳送過去，今馬馬上送過去～」（台語）

溝通時，別忘記美好時刻

在親師溝通的過程中常常也是如此。一個學期一百天左右，孩子有狀況擾事的日子屈指可數，可是我們常常記住那些產生衝突的日子，忘了八、九十天的寧靜。然後爭執、衝突、報復，彼此受害不說，還成群結黨形成更大的對立。

我並不是要討論親師之間事件處置方法的對錯，而是想提醒朋友們：當對方責怪你的是非對錯時，同時間我們最好能脫離這些負面思維，想想那些沒有衝突、平安的日子，讓彼此共好。

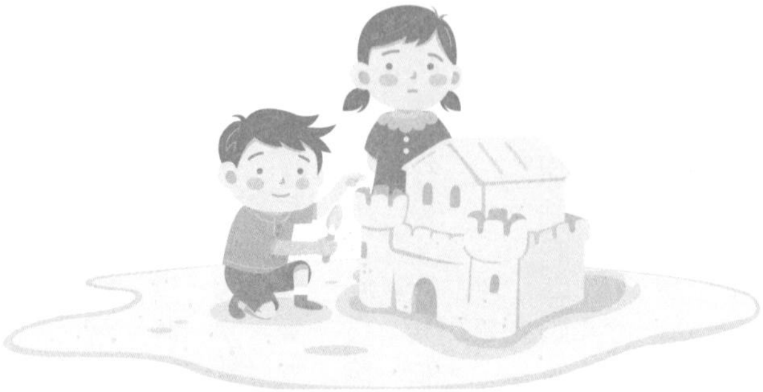

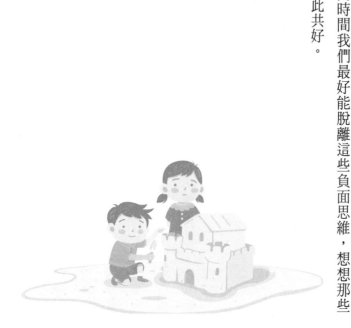

02 爭取分數的背後

有次在某小學的家長社團中看見家長們討論一道數學題，一隻兔子加上一隻猴子共有幾隻腳？考試答案正確解答是八隻腳，所以有些家長批評教育體制僵化。我看見一些對於只有一個標準答案之類的批判，以及群體的憤怒。

可是我覺得這件事應該不是只有這一點可以探討，我就分享了自己的觀點和經驗，和這些家長一起討論。

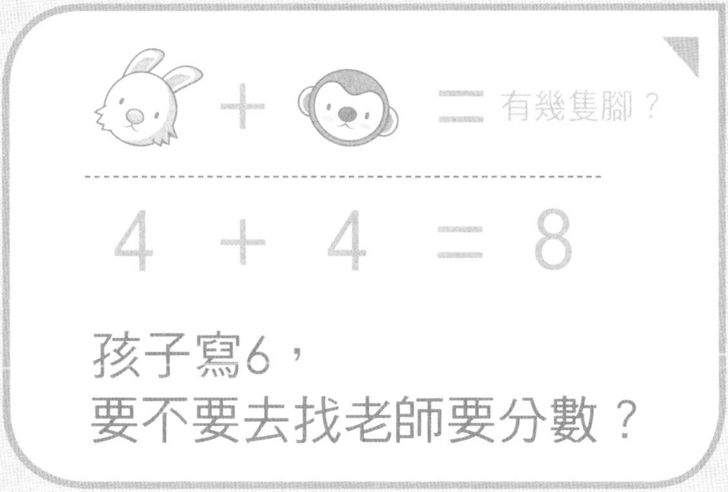
+ = 有幾隻腳？
4 + 4 = 8
孩子寫6，
要不要去找老師要分數？

「選擇」然後「承擔」

每個問題的發生，其實常常是討論的契機。以這張考卷來說，不論孩子寫成六或八，我都會先關注「孩子為什麼認為這樣？」再去討論「想要得到什麼結果？」

我先尋找「猴子的前肢到底是手還是腳？」這個問題有沒有正確解答。維基百科的定義：「手」是人或其他靈長類動物臂前端的一部分，由五隻手指以及手掌組成，主要是用來抓和握住東西。「腳」在生物學上用來指各種動物運動時與地接觸的器官。

當查詢資料發現有疑點時，可以請教老師這些疑點。當我的孩子寫六，被扣分，這時要不要鼓勵孩子去爭取自己可能得分的機會？我通常會先詢問孩子的意願。

孩子說無所謂啦！懶得去要分數啦！分數不重要啦！這時候可以跟他們確認是不是害怕去找老師？害怕跟老師對談？或者是害怕被同學或老師覺得你是個愛計較的傢伙？畢竟直接放棄分數是最簡單的選擇。

但是一旦選擇不去向老師爭取分數，身為家長，此時要教孩子的是：為自己的選擇負責並承擔。讓孩子知道放棄爭取，就會失分。而且，誰沒出錯過？老師出題時當然偶爾也會出狀況，他可以告訴老師他的想法。但若孩子說不爭取，就是自己放棄了，這是孩子的選擇，不要花時間再去怪題目出得很爛。

孩子要爭取的是什麼？

如果孩子決定去跟老師爭取拿回失分，那麼可以先確認孩子在意的是什麼？

我此生只跟老師要過兩次分數，一次是

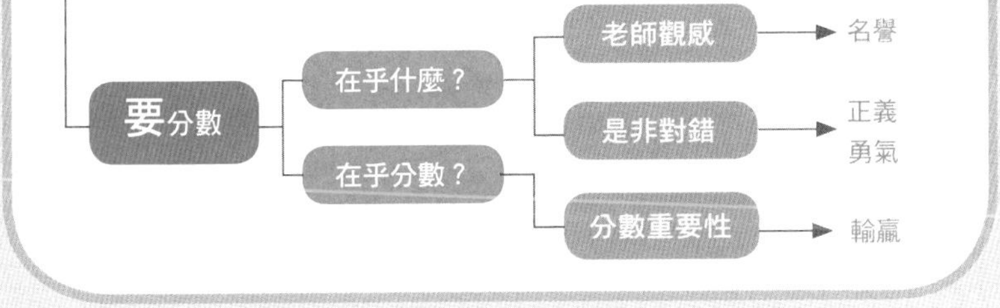

不要分數
自己的選擇自己承擔。
若承擔結果沒拿到分數，事後不要再去批評老師。
要分數
在乎什麼？
在乎分數？
老師觀感
是非對錯
分數重要性
名譽
正義
勇氣
輸贏

國文，一次是數學。原因都是因為喜歡那個老師，我非常喜歡念北市商時教國文的王秋明老師，跟台大補習班的沈維祥老師。為了贏得他們的喜愛，我錙銖必較，所以跟他們要過分數。

因此要分數的背後成因，是要「贏得」什麼，也是可以探索的。有的孩子想要「公平」，不全然是在乎「輸贏」而已，不要對孩子去要分數急著批判。

孩子決定去找老師要分數，其實要具備更多能力。首先得要有「勇氣」，敢去面對老師，我到現在還記得從座位上站起到講台那短短幾步路。我戰戰兢兢，怕自己去面對老師時結結巴巴，有理也說不出來。

若孩子在乎輸贏，我們後續要討論的問題會更多。孩子在乎「輸贏」，有時是前進的動力，有時會是阻力，這也可以再做後續溝通。

不論結果為何，都是陪孩子理解社會的好時機

爭取分數的時候，有可能孩子做了很多努力，但老師堅持要依照他拿到

的標準答案，不願意給分。面對這時候的「不公」、「沒有正義」，也還可以做後續「面對挫折」、「處理不公」的溝通。但是，當有模糊不明確的事件發生，其實都是陪孩子聊一聊「價值觀」、「道德觀」，並建立「公民素養」的好題材。不論是不是爭取到分數，這都是值得善用的談話好時機喔！

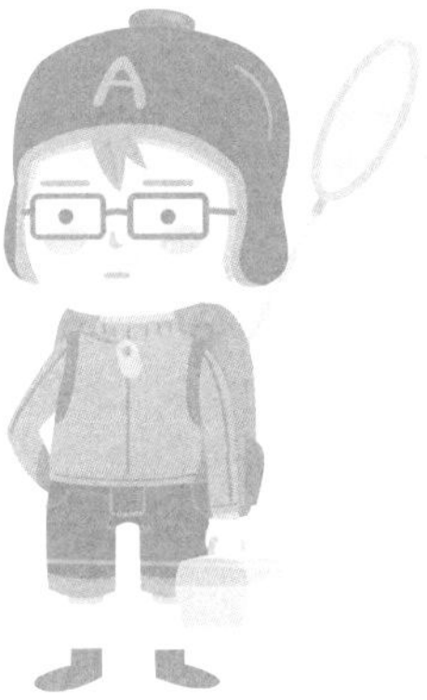

03是抗拒黑夜還是害怕？

每週二晚上，租書店內會定期舉辦針對特教的演講。在特教老師——曲俊芳老師領導之下中，每次到開放Q&A時間時，「孩子拒學或懼學」、「孩子不寫功課」總是高居問題排行榜的第一、二名。家長在孩子出現這些行為時，有相當大的比例會產生過度焦慮的情緒。在焦慮的狀況下，家長的思考也會更負面更恐懼，把恐懼無限上綱。

面對「孩子拒學或懼學」、「孩子不寫功課」的問題時，我們心中真正害怕的是什麼？其實我們害怕的是：「孩子變成一個無法獨立的人」。看著一對對來求助的親子，我想起了一本很精彩的繪本《討厭黑夜的席奶奶》。

急著趕走黑暗，而錯失了白天的美好

席奶奶討厭蝙蝠、討厭貓頭鷹、討厭鼴鼠、討厭田鼠，討厭蛾子、討厭星星、討厭黑影、討厭睡覺，說來說去，她討厭的就是黑夜。

席奶奶對她自己豢養的老獵狗說：「要是我能把黑夜趕走，太陽就能永遠照著我的小茅屋。真不懂，為什麼從來就沒有人想過要把黑夜趕走。」她用小樹枝紮了一把掃帚，要掃掉茅屋裡和山區上面的黑夜。

她把黑夜塞進床上的草墊裡，但是黑夜又跳了出來。她把黑夜沉在屋後的井裡，但是黑夜又冒出水面來。她用蠟燭去燒黑夜、拿一碟牛奶去澆黑夜、對黑夜揮拳頭、把黑夜放在煙囪裡燻。但謾罵、對抗、用武都不成，所以席奶奶開始利誘，席奶奶給黑夜哼催眠曲，但黑夜依然存在。

席奶奶利誘不成，就惱羞成怒地對黑夜吐唾液。但是黑夜理都不理她，席奶奶只好放棄，冷冷的說：「我才不理你呢！」

抗爭了一夜，這時候太陽升起了，大地一片光明。但是席奶奶為了跟黑夜拚命，已經累得無心享受白天的快樂了。美好的白天她卻在床上睡著了，等黑夜降臨，席奶奶才有力氣可以跟黑夜大幹一場。

溝通的基礎是愛與關心

黑夜一定會降臨，孩子會抗拒、會有負面情緒、會憂鬱、焦慮、躁鬱。不只是孩子會這樣，你我也都會，我們大人也會抓狂。

當孩子不寫功課時，家長要處理的問題焦點，其實不是「孩子不寫功課」，而是「擔心孩子無法獨立自主，變成沒有用的人」。於是親子間開始謾罵、對抗，用武不成之後換利誘，利誘不成只好放棄。

但是，我們必須知道自己真正擔心的是什麼，才能面對問題，在問題發生的當下跟黑暗共處。人生中有黑夜也有白天，但親子衝突發生的時候，我們常常忘了白天的存在，用盡力氣對抗黑夜，忘了可以多在彼此和平共處的時間溝通商談，而以衝突處理事情。

我兒子目前二十四歲，已經是位程式設計者。但他國中時拒學不繳交功課，不管他聽不聽我講話，我還是和這樣的黑夜共處，接納他跟我之間一定會發生的負面情緒，再跟他說我的擔心跟期待。衝突發生的當下，我先告訴他：「現在不是討論的好時機，我會等你冷靜，約一個小時以後再來跟你談。」也會明確告訴他，我擔心他不交作業不去上學，學習跟成長會停滯，我擔心他會無法獨力賺錢養活自己，然後再回到協調要怎樣增加繳交的作業或回校上學的比例，「先交出歷史就好？還是交出地理？」、「九點寫？還是九點半寫？」

如果衝突後一個小時還是無法冷靜，我還是會用選擇題繼續問：「你要我一個小時後再跟你談？還是兩個小時後？」即便要等二十四小時我也會等待處理。孩子知道我的關心，所以我們大半都能核對與對方的誤解，解除對方的擔心。

國中時確實有的作業他並沒有交出去，但我知道他的「不能」，是能力不足，不是「不肯」。我並沒有要求他得交出去，只跟孩子說他得尊重老師的處置，接受自然後果。但另一方面我又放長線，告訴他：「日後會有白天」、「會看見彩虹」，念高中就可以少掉很多文科作業，念大學就可以專心學習他鍾愛的資訊數學。

你在怕什麼？

經常接觸親子團體後給我不少啟發。

小六的孩子想去鬧區逛，媽媽擔心孩子安危馬上說不准去；怕孩子手機、網路成癮，不准孩子上課時間滑手機，不讓裝3G網路，不給上網。結果孩子反彈，造成親子裂痕、家長擔憂，一陣唇槍舌戰後，結論常是「不行就是不行，沒什麼好說的」。

這讓我想起十年前開租書店的時候，幾度在租書店處理親子衝突，家長認為孩子功課不好都是看漫畫看太多造成的。隨著科技進展，後來變成功課不好是任天堂造成的，然後是電腦遊戲，現在換IPAD變成原罪。每每遇到這樣的衝突，我都會問家長：「你在怕什麼？」可是會和孩子發生衝突的家長，多數都很難回答這個問題，在我等待回答的期間，他們才開始慢慢想，然後我們就會出現類似的對話。

家長偏著頭：「鬧區很危險。」

花媽：「住在鬧區的人不覺得危險嗎？」、「鬧區人那麼多？不是相對安全嗎？」

家長接著說：「其實是因為年紀太小。」

花媽：「年紀太小？是怕處理不了突發事故？那要不要跟孩子談談怎麼做？先練習一下？」

家長堅決說：「還是不行。」

花媽：「你是很不放心是吧？能不能把你不放心的內容清楚地告訴孩子，讓孩子學會讓你放心？」

家長說：「你的意思是？」

花媽：「如果是第一次，你可以考慮陪他出門。或者可以跟孩子說，你想知道他是否安全，所以出去多久就要電話報備一次之類的。」

親子發生衝突，有個潛藏的心理因素是「不相信對方會如你期待」、「擔心對方的未來會愈來愈糟」。家長跟孩子的溝通早點開始，孩子才有溝通的可能，也就不必隱瞞欺騙。第一次的衝突需要善加處理、建立好規矩，之後就會越來越順暢。接著才去探討：「孩子不玩online game的時候，他還可以做什麼？他有其他興趣跟目標嗎？」

如果我們都只處理黑夜，而我們只會對親子間的對立、對抗感到疲憊不堪，那我們如何能看見白天？如何能看見未來的願景？

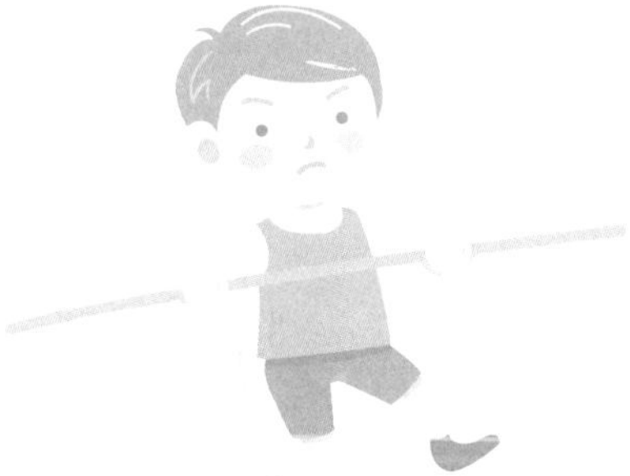

04 愛與罰

近幾個月，李秀娟醫師、白嘉惠老師和我，在板橋開辦一系列的亞斯青年就業培訓活動。開課前我們就培訓內容與執行開了無數次的行前討論會，有幾個觀點是討論比較久的。

一個是亞斯青年的生理年齡與一般人無異，但他們的心智年齡卻是一般人的三分之二。我一開始試圖用亞斯的心智年齡為主來辦活動，所以邀請家長入場協助。但醫師認為應該尊重他們的生理年齡，所以最後請家長用陪伴的角度來協助這群青年就業即可。

另外一個討論花的時間比較久，也比較複雜，就是培訓期間對於學員的良好表現要給予獎勵，但對於遲到等不當行為是否該給予罰則？也許是當老闆當久了，所以我覺得罰則有其必要。在眾人的疑惑下，我提出自己的故事作為參考。

處罰也有正面效果

從小我就是個成績排名起伏很大的孩子。我不太記得成績結果，只記得小學三年級第一次月考得到第三名，爸爸送給了我一支精工錶，那個慎重的買錶儀式讓我覺得「考試考得好，好像是很重要的」。但是我可能是太得意忘形了，第二次月考考了三十三名……（據說這是ADHD常有的情形？）我從沒因為考不好而被父母碎念或罵過，可是被獎勵的感受讓我開始保有好成績。考很爛就算了，考很好就讓爸媽摸摸頭，跟他們分享喜悅～

但小二時因為偷錢，被爸爸處罰過一次罰站。現在想想小孩子真是笨蛋，因為我偷拿二十塊錢，去買了雙閃閃發亮的鞋子穿在腳上。這次罰站，讓我以後幾乎都不敢再犯錯，因為我們家開冰果店，我爸拿板凳，罰我站在店門口。雖然我低著頭，又把屁股朝向街道，但那次處分起了決定性的作用，我總覺得做錯事就是會被滿坑滿谷的行人看見，丟臉死了。

去年兒子分享他大學優異的畢業成績單給我時，我腦海閃過很多畫面。我跟孩子確認過，我確實沒表現過考第幾名是否重要，但就像是女兒說的，她知道考前幾名我會「更」開心。因為當我被孩子的學雜費逼到喘不過氣來的時候，想想那前三名的獎金都會讓我打從心底露出微笑。

我爸這種處罰方式在現在會構成教養不當吧？也會有人說這會因此讓孩子一輩子身心受創吧？我爸的做法有的我喜歡，有的我不喜歡。但他要我站在店門口這件事，我覺得對我起了正面且有效的影響。

別被「形式主義」給框住了

只有獎勵孩子不給孩子處分真的好嗎？或者絕對不好嗎？把重點擺在「形式主義」上，只有「能處罰或不能處罰」、「獎勵或不能獎勵」的二分法，本身就是侷限跟框架。

我的兩個孩子打從心底知道我在乎什麼，他們跟我一樣，不管對日常生活有多少小抱怨或小爭執，但我們都是打從心底在乎父母觀點的人。

回想過往，也許我不認為處罰是不恰當的，重點是關乎處罰的態度。如果小小的處罰可以用來矯正不當行為，不見得要堅持不能處罰，不是嗎？

05「平凡」，沒有你想的那麼容易

很多家有特殊兒的家長無奈的跟我說：「其實我要求的一點也不多，我只要我的孩子平平凡凡就好。」

聽起來很簡單的願望，但「做到平凡的普通人」真的那麼簡單嗎？

我真的很好奇這世界上有多少真正平凡而普通的人？我用盡腦袋想著每一個朋友，一個一個點名，幾乎每一個都很有特色，每個都不一樣。現實生活中相對於平凡無奇的人，我真的比較容易看到每個人的特色。

有的讓我想起他們說話時的抑揚頓挫，有的語調特別，有的瘦小有的高大；有的是長相特別讓人難以忘懷，有的腿長有的指甲彩繪超級明顯；有人才氣縱橫十項全能，有的考試成績某科目特別不好，總被該科老師點名；有的人講話口氣特別差，有的用詞用語溫柔敦厚。

不管是誰，我幾乎都有辦法講出他們特別的地方，很難找到真正平凡無奇到會讓我完全忘記，毫無印象的人。

不引人注意，其實是很難的事

這樣的想法，讓我想到「烏龜游泳意外迅速」這部電影。

主角片倉麻雀（上野樹里飾演）自認為是平凡無奇的家庭主婦，老公長期外派海外，她唯一可以聊天的對象就是問家中養的烏龜「龜太郎」吃飽了沒？她認為自己生活普通、不被當一回事，始終過著沒有存在感的無聊日子。但有一天，麻雀無意間看到一張招募間諜的廣告。她前往應徵，竟然莫名奇妙的被選上，而她成為間諜的第一個任務就是要竭盡所能地維持「平凡」、不引人注意……這時，她才明瞭，要有個平凡的人生，好像沒那麼簡單！

普通到總是被人忽略的麻雀，一開始聽說要過著普通人的生活，還漫不經心，覺得這不是什麼要花腦袋思考學習的任務。直到她跟著另一對間諜夫婦，學習在餐廳點不容易被服務生記住的餐點、在超級市場買不顯眼的東西、參加抽獎卻不抽中引人矚目的獎項。原本一下子就滑溜過去的每一天，竟成為美妙特別的驚喜。

片中幾個人得一起學習「努力地維持不顯眼的平凡生活」！賣麵的小館子做的麵不能太好吃，也不能做得太難吃，營業額不能太多而引人注目，但也得維持營業額不會太少搞到倒閉。

瞧！平凡多難！

平凡，沒那麼簡單

「烏龜游泳意外迅速」片名搞笑，內容乍看荒謬不堪，但我喜歡這部片的意涵。我們都在追求傑出、第一名、有意義、凸顯的、異於常人的生命價值，但我們在追求時，卻常常因為覺得困難而退縮，因為想退縮而洗腦似的告訴自己：「其實我要求的一點也不多，我只要我的孩子平平凡凡就好。」

像這樣自認為做不到，而退縮求平凡的人，請你認真想一想：「平凡真的那麼容易嗎？」你不能中發票，不能有突然的幸運，考試成績不能太好，必須落在班級的二分之一程度左右。

要認真達到平凡的境界，是不是也很不容易呢？真的想得到平凡也是要「努力學習怎麼平衡」、「練習剛剛好在中央，不在天秤的兩端」才能獲得的哦！

現在你還覺得平凡、普通很容易做到嗎？我們不是隱形人，每個人都有各自的天賦稟藝，與其當個平凡人，還不如在自己的專長上好好發揮！

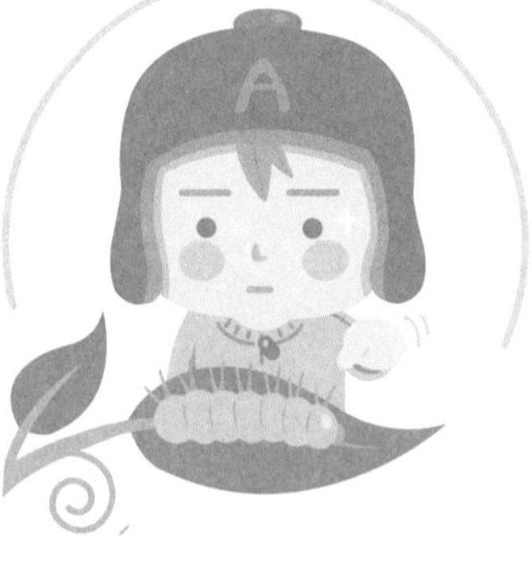

成長的步伐

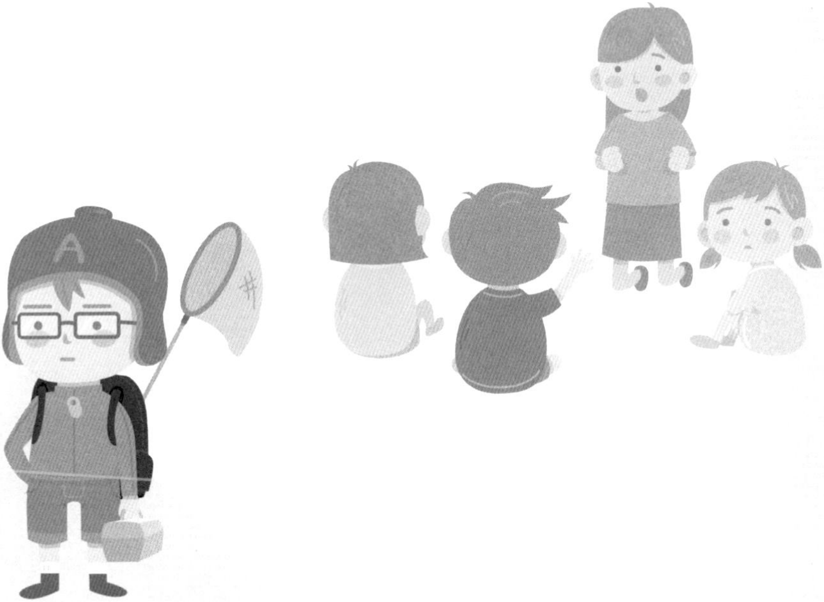

01 向宇宙下正面訂單

常常有家長告訴我，他們很擔心孩子會發生不好的事情，把自己搞得很焦慮。我知道家長難免會有這種狀況，所以我跟他們分享人們有多容易心想事成的經驗。因為我認為：如果你擔心會出意外，那麼孩子就真的很容易鬧事，如果你帶著祝福，孩子就比較可能平安無事。因為你是在跟老天爺祈求，在跟宇宙下訂單。你許下的心願，心想事成的比例很高。

心之所向，行之所往

我的好朋友都知道我出門是幾乎不帶傘的，我也自稱是「晴天娃娃」。其實正確來說，不算是晴天娃娃，因為我只是期盼出門不需要帶傘即可，並不要求出太陽那類的豔陽天。跟宇宙要正面訂單的方法是向老天爺祈求：我「要晴天」，而不是說我希望「不要下雨」。因為老天爺很忙的，只會聽到關鍵字「要晴天」給晴天，「不要下雨」只會聽到「下雨」……

有一天我下南部，跟外號「雨神」的知名部落客——筆記女王Ada在一起，這位雨神朋友說只要她在一定會下雨。當天我一出高鐵就搭上她的車，車窗外飄著毛毛雨，朋友樂得說：「妳看吧，還好我有幫你帶傘！」我笑著說：「妳到底在樂個什麼勁啊？我明明就坐在車裡面，根本用不到傘啊！」接著還斬釘截鐵地跟她說：「有我在的地方就不會下雨。」

當然「雨神朋友」不會相信我的話，因為她有太多經驗是她出門的時候一定會下雨。而且還會害別人淋雨，所以她一定要帶兩把傘。接著她又幫我回憶了前幾回到板橋來找我時「每一次都下雨。」

「心想事成」，是我們內心的定義

接著我們一起去午餐，打開車門後這位可愛的朋友又為我撐起傘說：「還好我有帶傘，可以保護妳的電腦。」走進餐廳後，門外突然下起傾盆大雨，朋友說：「妳看吧！超級豪大雨！」是啊，雨很大，但我們正坐在餐廳裡面，看著外面美麗的雨景。

吃完飯後雨變比較小，筆記女王要帶我走到對面去演講，她自然而然就把傘打開來照顧我了。對我來講這根本不叫下雨，這種似有若無的濛濛雨，對我來說只是霧氣而已。但在她的照顧之下，我甚至連霧氣都沒被沾惹到，一整天，筆記女王一直覺得「還好有帶傘」，她認為會下雨都是因為有她在。她一向是心想事成的人，說會下雨就一定會下雨。有趣的是偏偏我也是個心想事成的人，而我從頭到尾也都沒有淋到雨。

這一天的經歷讓我感覺到一個很有趣的狀況：原來「心想事成」是源自於每個人自己定義的，這一天雨神覺得自己「心想事成」，晴天娃娃也覺得自己「心想事成」。不管是有下雨或者是沒有下雨，每個人的定義都可以不同。對我來說下毛毛雨算是舒適的好天氣，可是有的人卻不這麼認為。

你也可以是「心想事成的人」

我偶爾會把這個故事分享給容易焦慮和憂鬱的朋友，希望他們帶著正

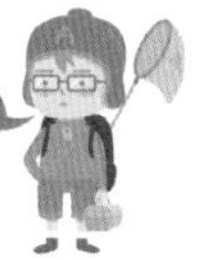

念。我深深覺得如果你想要快樂，你就會得到快樂，因為你的思考真的會影響你所祈求的結果。但接著，容易焦慮和憂鬱的朋友就會說：「哪有可能妳永遠都不會碰到雨天？」

這真是個好問題。沒錯，我會遇到雨天，但當你看完前面的文字敘述後，下回跟花媽見面時在下雨，你會不會想要幫花媽多帶一把傘？如果會，那麼我還是不會被雨淋到。如果莫名其妙下起西北雨，有時候我會遇到好心的路人靠過來幫我遮風擋雨。萬一雨勢真的很大，臨時在便利商店買雨具也可以解決！或者順勢找個咖啡廳坐下來翻翻雜誌度過……但說真的，這樣的機率低到大概只有兩、三次吧，而這依然讓我覺得：「我是心想事成的人」。

希望這的故事可以讓你懷抱希望！把「心想事成」的超能力感染給你！

02 付出與失望

我並不是從一開始就知道該如何跟亞斯孩子相處，就算是現在的我也同樣在學習當中。面對這些無法順利融入社會的孩子們，我們經常會不自覺的在高處看待他們，就連我也經常忽略了這個心態……

被遺落的信任

多年前，我在當小六生導師的時候，曾遇到學生在學校昏倒的事件。我打電話聯絡家長，不料破產失婚的父親卻在電話中大罵：「又給我惹麻煩！」之後也沒有前來探視孩子。

將孩子送到醫院後，醫生告訴我，孩子昏倒的原因是因為營養不良！在那之後，學校一名很有愛心的老師，每天供應他不同種類的營養早餐與維他命，當起了他的小天使，並且用信件和他談心！我也買了新校服給他，要求他處理基本生活常規，希望他學會打理自己的生活。原本臭臭髒髒的孩子，開始為自己洗衣服。

後來極愛歌唱的他在某個禮拜六告訴我，禮拜一他想參加校內歌唱比賽，要我幫他找音樂伴奏帶練習。我答應了他，並告訴他禮拜一回學校才能處理。

但隔天我父親因為心肌梗塞驟逝，悲傷的我完全忘了要幫他找音樂伴奏帶的事。

三個禮拜後，我請完喪假回校，這孩子竟與我失去親暱，只跟供應他早餐的老師往來……

我知道這場歌唱比賽對他的重要性，但當時我思及這些事情，仍舊傷心不已。覺得被孩子誤解，又感受孩子無情義。即便我不斷給自己各種原因，想讓自己寬懷，但也因深知難以改變他人固著的看法，所以我選擇放棄溝通，並解讀自己的傷心是因為對人性失望！怎麼說呢？我就只單純的當他的導師，沒辦法再給他更多的愛了。隱約之間我有著憤怒，是夾雜著「對人性因為失望的憤怒」。我覺得人性是惡的，是不可信任的。不過，那一年，我因為父喪，加上自己的孩子確診自閉症，情緒不太穩定，對世事忿忿不平！我

站在高點，就看不見原貌

但是也許是老天爺要教導我「同理心」這個課題。在二〇〇六年的某一天，我閱讀到了《醜孩子》這本書。

「上帝啊！如果生命是這樣的痛苦，我能將它還給你嗎？」

「我不希望得救；我不想再做細菌。」

由一個小女生口中講出這樣的話語，如何叫人看了不心痛？

這應該是極具爭議性也值得討論的一本書，因為作者指控的對象是自己的母親。書中描述母親虐待的情節駭人聽聞，我們會懷疑這世上是否真的有這樣的母親，竟然會對親生女兒如此施暴？閱讀這本書時，起先反覆想到狄更生的作品《孤雛淚》中揭露世上的殘酷，接著突然想起以前班上因營養不良昏倒的學生的點點滴滴，終於了解自己並沒有真正了解那孩子的困窘。

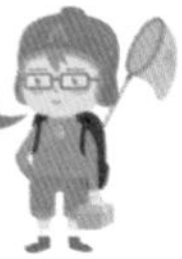

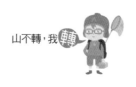

多年來，我只是站在高點上，希望獲得孩子的感激。孩子啊！請原諒我不知道你的苦～這麼多年我才懂得站在你的角度去看你的困境。想到那些遭受暴力威脅的受虐兒的痛苦與無助，我難過到幾度將書闔上，兀自流淚……

「陪伴」而非「幫助」

二〇一〇年二月二十八日，我設立「幫助高功能自閉與亞斯伯格」臉書後的第三天，我突然想到自己又一次犯了同樣的錯誤。我居然還是站在高點上想要「幫助」他人？可是當我想要改「幫助」為「陪伴」時，粉絲人次已經超過可以更改粉絲頁名稱的總數了。思量再三，我保留了「幫助高功能自閉與亞斯伯格」名稱的臉書粉絲頁，沒有砍掉重練。這是我對自己再一次的警惕。

若我不自覺、不知謙遜時，好朋友們，請務必提醒我！我會盡量做到「真正的陪伴」。

03 天使的翅膀

我家孩子從七歲開始看身心科，看到十歲才由特教老師指示出方向，確定孩子是高功能自閉症。在確定診斷前後的十年間，我常覺得這孩子偶爾像天使，但大半時候根本是惡魔。但我心裡這麼想卻不敢說出來，把真正的感覺隱藏著。家有情緒障礙孩子的家長，常常在不確認孩子是「天使」或「惡魔」的過程中害怕、哭泣、不敢跟別人說、不敢面對現實、想盡辦法將事實隱匿。十年後，我發現我家的惡魔，他善良、正直、誠實、願意負責，他有很多美好的特質，我好似可以確認他已經是個會對社會有貢獻的人了，簡稱天使。

被主觀而蒙蔽、被社會所侷限

我想到一部電影「讓愛飛起來」。電影中的瑞奇（Ricky）不是一般的孩子。父母輪流在家照顧他時，常受不了他莫名的啼哭。親子關係緊繃，夫妻關係更是緊張。有天媽媽替瑞奇洗澡時，發現他背部右側紅腫，浮現心頭的想法是：爸爸受不了瑞奇啼哭，所以對孩子家暴？

爸爸知道自己再怎麼解釋也沒用，就直接交出了鑰匙，離開了家、愛人和小孩。（這場景是不是很熟悉？有身心障礙者的家庭是否感慨於家中經常有此處遇？孩子過度啼哭被旁人以為家暴，又或者家人彼此間找不出真正的問題關鍵，家庭中的成員彼此產生摩擦、誤解和爭執等對立。）接著媽媽就發現瑞奇不時啼哭的原因，因為他長了翅膀。有翅膀的小孩，往往被叫做天使，這是我們從聖經或神話中聯想的圖像。

但是當孩子背上長了異物，母親的第一個反應是去圖書館借了本有關鳥類翅膀的書，再去超市丈量一般的雞翅究竟有多長。她擔心這個孩子會被視為怪物，於是把他藏匿起來，用衣服包裹著他，不讓別人發現他的異狀。直到有一次在超市，媽媽一不小心讓瑞奇一飛沖天，成為轟動媒體的新聞人物，最後母親放手讓孩子自由自在地去飛翔～

我們要學會放手

家有天使，不知疼惜；家有天才，不懂教養。家有天使卻誤以為是有怪物，所有的猜想與結論，都好像是瞎子摸象，讓人徬徨不知所措。剛看完「讓愛飛起來」的時候，身為特殊兒家長的我，心情一時飛揚不起來。孩子受診為特殊兒前的狀況冉上心間，反省覺悟後便覺五味雜陳。這是一部很特別的現代寓言，讓家有特殊兒的我感觸良多。

電影最後，母親放手讓孩子飛翔天際。這讓我回想過去幾年，是孩子用各種方式掙脫禁錮他的普通教育，用最強烈的方式掙扎。於是我承認這孩子不是普通人，才讓孩子有辦法進入特殊教育體系，得到屬於他的天空。

兒子在國小二年級時開始就診，到五年級才確診，確診後我卻告訴校方：他「很乖」、「很正常」，不要讓別人知道他是特殊生，以至於他沒有得到該有的保護，不適應學校也不知道怎麼跟一般同學相處。直到國三特殊行為一一呈現，讓特殊身分曝光，兒子的特殊被攤在檯面上，才真正開始得到全面的醫療特教資源幫助，從此學業成長越來越順遂。

而我，也再次回想起某位亞斯孩子對被確診為亞斯後所說的一句話：「身為亞斯伯格已經有很多困難，但是我希望父母不要是我的第一個困難。」

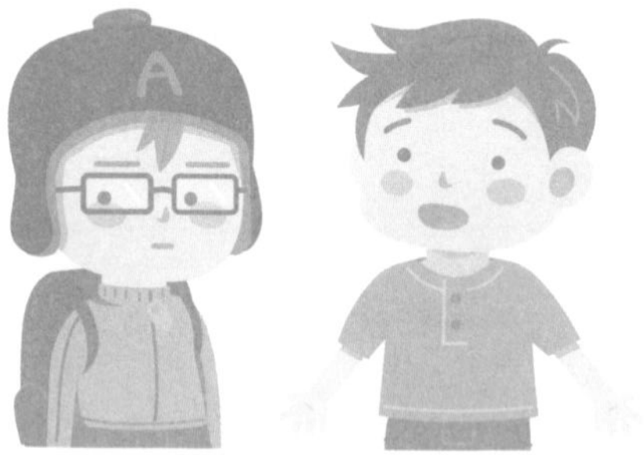

Appendix

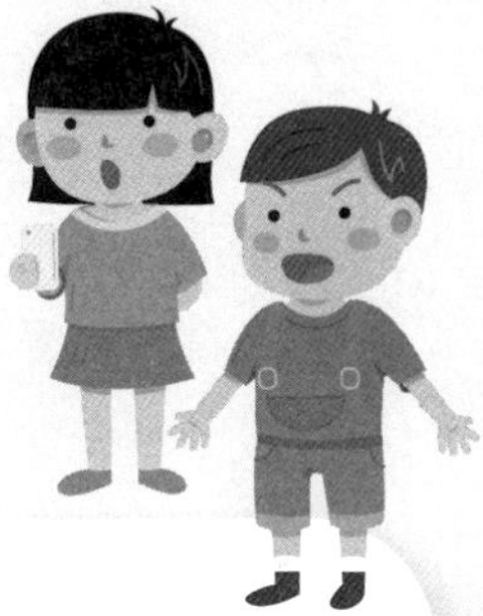

深入了解亞斯伯格

看完這本書，如果還是不清楚，或是想要更了解什麼是亞斯伯格，除了定期看花媽的部落格，還有哪些管道可以了解亞斯相關訊息呢？花媽幫大家整理了許多與亞斯伯格相關的網頁或文章，透過這些訊息可以讓我們更深入了解亞斯伯格。

ADHD與亞斯伯格相關線上測量表

想知道孩子為什麼會有異於常人的行為模式嗎？花媽整理了許多有關ADHD與亞斯伯格量表。家長們可以透過這些量表了解是否孩子的行為有異常，但所有的量表都是篩檢而已，篩檢不是結果，只是一個參考值，有任何疑慮，還是請家長們尋找醫師求診確認喔！

關於亞斯伯格推薦書目

如果想要用輕鬆、生活化的角度來了解亞斯伯格，花媽推薦了許多有關亞斯伯格的書籍，我們可以從故事中的主角，不論是亞斯孩子，或是陪伴者的經驗中，深入淺出的發掘什麼是亞斯伯格。

關於亞斯伯格推薦電影

如果不想看書，那就來看電影吧！從花媽推薦的電影中，可以更了解我們的孩子為什麼會有這些行為，我們也可以從影片中發現該如何與我們的孩子溝通或相處，期望我們可以跟影片中的主角一同成長。

泛自閉症討論社群

人是不可能孤獨的活下去的，我們都需要他人的陪伴與幫助。花媽整理了許多有關亞斯的社群連結，參加這些社團不但能更快獲得有關亞斯的消息，還可以藉由許多有同樣經歷的家庭，分享各自與亞斯孩子們的相處經驗，讓我們的心依偎，不再孤單。

國家圖書館出版品預行編目資料

山不轉，我轉！ / 花媽反轉亞斯的厚帽子 / 卓惠珠作.
-- 初版. -- 臺北市 : 小樹文化, 2016.01
面； 公分
ISBN 978-986-5837-40-2(平裝)

1. 自閉症2. 特殊教育3. 親職教育

415.988 104027628

山不轉，我轉！花媽反轉亞斯的厚帽子

作　　者：卓惠珠（花媽）
編　　輯：謝怡文
封面攝影：姚漢斯
封面設計：鄭依依
內頁排版：菩薩蠻數位文化有限公司
出 版 者：小樹文化有限公司
地址：台北市大安區和平東路三段212巷20號
電話：(02) 2733-0288　傳真：(02)2738-1110
E-mail：service.ww@gmail.com
PChome商店街：http://www.pcstore.com.tw/littletrees/
出版日期：2016年01月01日初版
總 經 銷：大和書報圖書股份有限公司
地址：新北市新莊區五工五路2號
電話：(02)8990-2588

定價 ：280元

ISBN 978-986-5837-40-2